孕产妇
安全精细化管理
——重大突发公共卫生事件应急对策

YUNCHANFU
ANQUAN JINGXIHUA GUANLI
——ZHONGDA TUFA GONGGONG WEISHENG SHIJIAN YINGJI DUICE

高 岩 刘伟信／主编

四川大学出版社

项目策划：段悟吾　周　艳
责任编辑：周　艳
责任校对：谢　瑞
封面设计：墨创文化
责任印制：王　炜

图书在版编目（CIP）数据

孕产妇安全精细化管理 ：重大突发公共卫生事件应急对策 / 高岩，刘伟信主编. — 成都 ：四川大学出版社，2020.4
ISBN 978-7-5690-3723-4

Ⅰ. ①孕… Ⅱ. ①高… ②刘… Ⅲ. ①孕妇－公共卫生－突发事件－应急对策－中国②产妇－公共卫生－突发事件－应急对策－中国 Ⅳ. ①R715.3 ②R199.2

中国版本图书馆 CIP 数据核字（2020）第 047912 号

书名　孕产妇安全精细化管理——重大突发公共卫生事件应急对策

主　　编	高　岩　刘伟信
出　　版	四川大学出版社
地　　址	成都市一环路南一段 24 号（610065）
发　　行	四川大学出版社
书　　号	ISBN 978-7-5690-3723-4
印前制作	四川胜翔数码印务设计有限公司
印　　刷	成都市金雅迪彩色印刷有限公司
成品尺寸	170mm×240mm
印　　张	6.5
字　　数	123 千字
版　　次	2020 年 6 月第 1 版
印　　次	2020 年 6 月第 1 次印刷
定　　价	35.00 元

◆ 读者邮购本书，请与本社发行科联系。
电话：(028)85408408/(028)85401670/
(028)86408023　邮政编码：610065
◆ 本社图书如有印装质量问题，请寄回出版社调换。
◆ 网址：http://press.scu.edu.cn

四川大学出版社
微信公众号

目 录

第一章　总论

突发公共卫生事件是指突然发生，造成或者可能造成社会公众健康严重损害的重大传染病疫情、群体性不明原因疾病、重大食物和职业中毒以及其他严重影响公众健康的事件，如严重急性呼吸综合征（SARS）、中东呼吸综合征（MERS）、人感染高致病性禽流感、埃博拉出血热等。按照突发公共卫生事件的影响大小，其可以分为四个等级：特别重大、重大、较大、一般。突发公共卫生事件具有突发、危害严重、应急性等特征，从而增加了及时采取处理措施的困难。

自从2001年发生了“9·11事件”以及白色粉末炭疽事件，全球对突发公共卫生事件的关注度开始提高。2002年年末至2003年年初，传染性非典型肺炎（下文简称“非典”），即SARS，开始流行，由于其传染性强，疫情波及三十多个国家及地区，是二十一世纪发生的非常重大的突发公共卫生事件。我国通过非典事件进一步提高了对于突发公共卫生事件的认识，同时也更加全面、系统地对突发公共卫生事件的影响力和处理办法展开了深入的研究和调查。2009年发生的甲型H1N1流感事件也验证了国内处理突发公共卫生事件的能力。

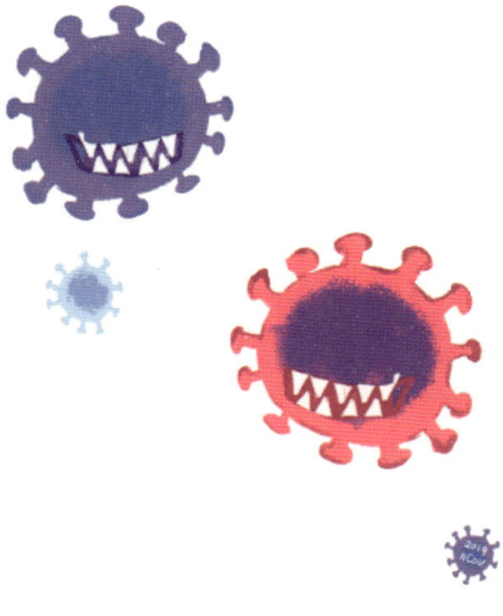

新型冠状病毒肺炎（novel coronavirus pneumonia），于2020年1月21日被我国国家卫生健康委员会列为乙类传染病，按照甲类传染病管理。2020年1月30日世界卫生组织（WHO）将新型冠状病毒肺炎疫情

列为国际关注的突发公共卫生事件，2月11日WHO将该疾病命名为2019冠状病毒病（Corona Virus Disease 2019，COVID-19）。同日，国际病毒分类委员会（ICTV）将引起该疾病的病毒命名为SARS-CoV-2。WHO将新型冠状病毒肺炎疫情全球风险级别上调为“非常高”。随着有效防控措施的采取、诊断技术的进步、诊疗流程的更新、诊治经验的积累，以及公共教育的开展，我国新增确诊病例数逐渐减少，治愈人数不断增多，病死率逐渐下降。中国境内疫情得到了很好的控制，但境外情况仍让人担忧。

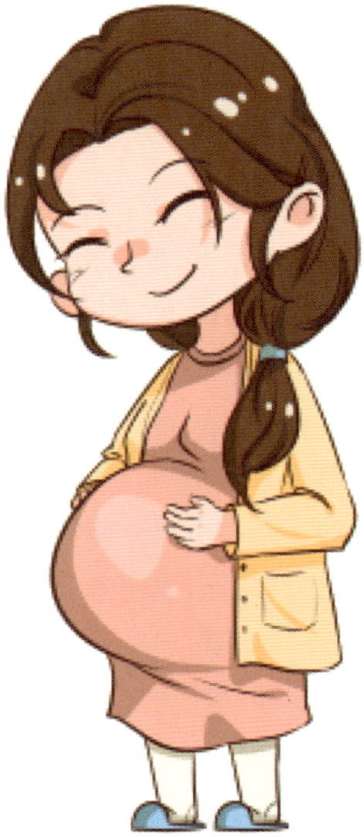

孕产妇是一类特殊人群，其机体处于特殊免疫耐受阶段，发病及诊治有其特殊性。受体内高雌激素、孕激素水平的影响，孕产妇上呼吸道（鼻、咽、气管）黏膜增厚，轻度充血或水肿，易发生上呼吸道感染。妊娠中晚期潮气量增加，子宫增大、膈肌上抬、肺部扩张受限。孕产妇是各类病毒的易感人群，对病毒性呼吸系统感染的炎症应激反应明显增高，病情进展更快，尤其是妊娠中晚期，易演变为重症。受母亲病情的影响，胎儿窘迫的风险增加，新生儿出生后即为高危儿，出生后需隔离治疗至少14天。新型冠状病毒肺炎对母婴影响较大，应予以高度重视。对于孕产妇的防护和临床处理较普通人群更困难，临床管理也应与普通人群有所不同。因此，对有流行病学史需要医学隔离观察的孕产妇，更应该进行规范化的管理。

鉴于本次疫情为全人群易感，全民防护成为主要预防措施。虽然已有相关科研机构在研发疫苗，但还处于试验阶段，尚未应用于临床及批量生产。现阶段针对新型冠状病毒感染还没有特效药，主要治疗手段为个体化支持治疗。因此阻断和防止病毒传播、提高自身免疫力显得尤为重要。孕产妇由于生理状况的特殊性，免疫系统承受自身和外在的双重压力。营养状况是增强身体免疫功能的“源泉”，良好的营养供给可以有效保障机体免疫功能发挥正常作用，增强抵抗病毒感染的能力。本书相关章节针对孕产妇的营养需求，详细讲解了营养素与免疫力的关系，给出了孕产妇居家膳食建议及体力活动建议。

我国应对突发公共卫生事件的心理干预起步较晚，直到20世纪80年代，北京师范大学心理学学者对唐山大地震（灾害事件）灾后人群进行适应性研究，

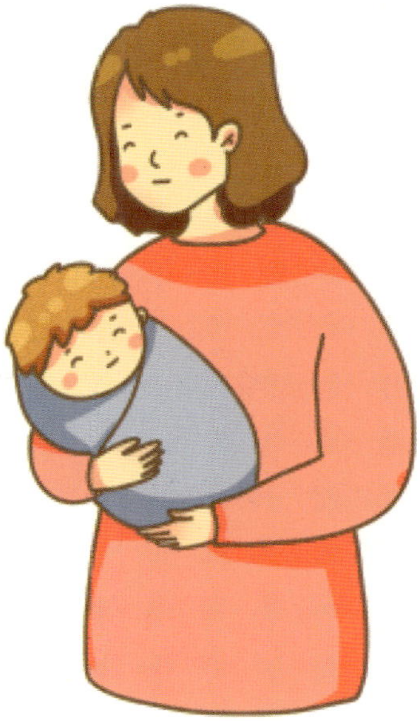

我国才开始了应对突发公共卫生事件的心理干预的尝试。2004年，国家发布了《关于进一步加强精神卫生工作的指导意见》，明确心理干预是应对突发公共卫生事件的重要组成部分。

孕产妇受到突发公共卫生事件的影响必然会引发相应的心理应激反应，如恐惧、焦虑等。对这些反应加以正确引导，能使孕产妇有效地采取相应的应激措施，更好地保护自己，维护社会稳定。而消极的反应则可能引发一系列心理卫生问题，导致心理障碍，包括急性应激障碍、创伤后应激障碍、抑郁症及自杀。2020年1月疾病预防控制局下发的《新型冠状病毒感染的肺炎疫情紧急心理危机干预指导原则》指出，要将心理危机干预纳入疫情防控整体部署，了解受疫情影响的各类人群的心理健康状况，针对不同人群实施分类干预。本书第六章对孕产妇的心理管理进行了详细的阐述。

精细化管理是一种管理理念，是在规范化管理的基础上突出“精”和“细”，将管理对象逐一分解，将管理细化为具体的内容、流程，使每一个问题都有详细的解决方案。为了提高新型冠状病毒肺炎疫情期间对孕产妇安全的管理水平，四川省妇幼保健院组织产科、新生儿科、营养科、产前诊断中心、护理团队等方面专家，从疫情对孕产妇的影响、孕产妇的自我管理、医疗机构对孕产妇的管理、孕产妇的心理问题管理、孕期遗传咨询与诊断的管理，以及孕产妇所在辖区的管理等方面进行梳理和阐述，并细化了各个部分的内容与流程，以期保障疫情期间孕产妇的安全。总之，目前疫情形势依然严峻，在这场人类与病毒的斗争中，我们要坚定信心，齐心协力，争取早日打赢这场“阻击战”。

在党中央国务院高度重视和各方共同努力下，我国公共卫生和传染病防治工作，尤其在重大新发传染病防控领域成绩卓著，有效保障了公众健康和社会稳定，为经济发展作出了重要贡献。突发公共卫生事件应对方面，医院属于医疗救护主体，肩负着救治患者以及保障公众健康的责任。因此，医院必须建立完善的突发公共卫生事件应急保障机制，当有突发公共卫生事件发生时，能够给予物资、信息、场地等方面的保障。应急保障工作部属于医院应急管理机制中的重要组成部分，应急保障体系的建设，可为医院高效处理突发公共卫生事件提供支撑。

虽然突发公共卫生事件给我们带来了许多的阻碍与烦恼，但它也给我们带来了更多的发展机遇。基层妇幼保健机构是应对突发公共卫生事件的一线单位，本书旨在通过介绍对孕产妇的精细化管理，提高基层妇幼保健机构应对突发公共卫生事件的能力，及时、有效地处理突发公共卫生事件，尽量减轻给孕产妇及其家庭以及社会带来的不良影响；健全突发公共卫生事件的孕产妇精细化应急管理机制，建立指挥有序、责任分明、流转有效、反馈及时、处理迅速、依法管理、注重科学性的应急处理系统，提出更有效的指导意见及处理措施，进一步降低突发公共卫生事件给人民群众带来的负面影响，保护广大孕产妇的身心健康，促进社会稳定及有序发展。

● 参考文献

[1] 中华人民共和国国家卫生健康委员会.国家卫生健康委关于新型冠状病毒肺炎暂命名事宜的通知[EB/OL].（2020-02-08）[2020-02-10]. http://www.nhc.gov.cn/mohwsbwstjxxzx/s2908/202002/f15dda000f6a46b2a1ea1377cd80434d.shtml.

[2] 中华预防医学会新型冠状病毒肺炎防控专家组.新型冠状病毒肺炎流行病学特征的最新认识［J］.中华流行病学杂志，2020，41（2）：139-144.

[3] Zhou P，Yang X L，Wang X G，et al. A pneumonia outbreak associated with a new coronavirus of probable bat origin［J］.Nature，2020，579（7798）：270-273.

[4] 中华人民共和国国家卫生健康委员会.中华人民共和国国家卫生健康委员会公告（2020年第1号）[EB/OL].（2020-01-20）[2020-01-20]. http://www.nhc.gov.cn/jkj/s7916/202001/44a3b8245e8049d2837a4f27529cd386.shtml.

[5] 易凌，王忠灿，姜志宽，等.突发公共卫生事件心理干预研究进展［J］.中国公共卫生，2010，26（7）：929-930.

[6] 赵国秋，汪永光，王义强，等.灾难中的心理危机干预——精神病学的视角［J］.心理科学进展，2009，17（3）：489-494.

[7] 中华人民共和国疾病预防控制局.关于印发新型冠状病毒感染的肺炎疫情紧急心理危机干预指导原则的通知[EB/OL].（2020-01-27）[2020-01-27]. http://www.nhc.gov.cn/jkj/s3577/202001/6adc08b966594253b2b791be5c3b9467.shtml.

[8] 肖佳庆，吴群红，郝艳华，等. SARS期间哈尔滨市居民心理健康状况、影响因素及干预对策研究［J］.中国卫生经济，2007，26（3）：20–23.

[9] 吕建华，汤冬梅.北京市大兴区部分人群禽流感知识、心理、行为状况调查分析［J］.中国健康教育，2004，20（10）：924–925.

[10] 向虎，黄宣银，王荣科，等.汶川地震绵阳极重灾区心理危机干预纪实［J］.中国循证医学杂志，2008，8（11）：918–921.

[11] 高文斌，陈祉妍，王一牛，等. SARS疫情期间公众心态影响及变化趋势分析［J］. 中国心理卫生杂志，2003，17（9）：594–596.

[12] Chen N S，Zhou M，Dong X，et al. Epidemiological and clinical characteristics of 99 cases of 2019 novel coronavirus pneumonia in Wuhan，China：a descriptive study［J］.The Lancet，2020，395（10223）：507–513.

[13] 王新燕，吴杰，鲁新华，等.河南省新型冠状病毒（2019–nCoV）感染孕产妇管理策略建议［J］.郑州大学学报（医学版），2020，55（2）：200–202.

[14] Guan W J，Ni Z Y，Hu Y，et al. Clinical Characteristics of Coronavirus Disease 2019 in China［J］.The New England Journal of Medicine，2020，382（18）：1708–1720.

（高岩　聂小成　郭绒绒）

第二章　新型冠状病毒肺炎概述及其对孕产妇安全的影响

新型冠状病毒肺炎疫情发展迅速，于2020年1月30日被WHO列为国际关注的突发公共卫生事件，目前该疫情已扩散至世界多个国家及地区，传染性强，初期病死率高。本章主要介绍新型冠状病毒肺炎相关知识及其对孕产妇安全的影响。

第一节　新型冠状病毒肺炎概述

一、新型冠状病毒病原学特点

冠状病毒为中等大小、有包膜的正链RNA病毒，其得名自电子显微镜图像所示的特征性皇冠样外观。这些病毒具有已知最大的病毒RNA基因组，长度为27～32kb。宿主来源的膜包绕基因组，膜上布满糖蛋白刺突，基因组由核衣壳包被，核衣壳在松弛形式下呈螺旋形，但在病毒颗粒中大致呈球形。病毒RNA凭借一种特有机制在宿主细胞质中进行复制：RNA聚合酶与一段前导序列相结合，之后脱离并在多个部位再结合，以产生具有共同3′端的巢式mRNA分子。

冠状病毒是自然界广泛存在的一大类病毒，属于套式病毒目、冠状病毒科、冠状病毒属，可分为α、β、γ和δ四个属。人冠状病毒（human coronavirus，HCoV）属于α属（HCoV-229E和HCoV-NL63）和β属（HCoV-HKU1、HCoV-OC43、MERS-CoV、SARS-CoV和SARS-CoV-2）。冠状病毒广泛存在于鸟类和哺乳动物体内，以蝙蝠为宿主的种类最多。有5种非SARS-

CoV血清型冠状病毒与人类疾病相关：HCoV-229E、HCoV-NL63、HCoV-OC43、HCoV-HKU1、MERS-CoV。

现在共发现7种可感染人的冠状病毒，其中4种冠状病毒——HCoV-229E、HCoV-OC43、HCoV-NL63和HCoV-HKU1是普遍存在的，通常在具有免疫能力的个体中只会引起普通的感冒症状，对人的危害较小。而另外3种冠状病毒具有很强的传染性、致病性和较高的致死率，它们导致的疾病包括：（1）2003年暴发的严重急性呼吸综合征（SARS）。（2）2012年暴发的中东呼吸综合征（MERS）。（3）2019年年末、2020年年初暴发的新型冠状病毒肺炎（COVID-19）。新型冠状病毒属于β属冠状病毒，有包膜，颗粒呈圆形或椭圆形，常为多形性，直径60～140nm。其基因特征与SARS-CoV和MERS-CoV有明显区别。该病毒对紫外线和热敏感，56℃ 30分钟、乙醚、75%乙醇、含氯消毒剂、过氧乙酸和氯仿等均可有效灭活该病毒。

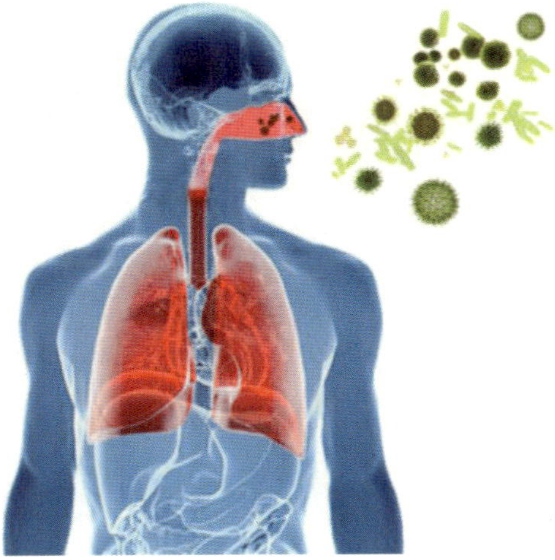

基于目前的流行病学调查和研究结果，新型冠状病毒肺炎潜伏期一般为1～14天，多为3～7天；传染源主要是新型冠状病毒感染的患者，无症状感染者也是传染源；主要传播途径为经呼吸道飞沫传播和接触传播，在相对封闭的环境中长时间暴露于高浓度气溶胶情况下存在经气溶胶传播的可能；现已在患者血液和粪便标本中检出新型冠状病毒核酸，但尚不清楚这些标本所含病毒是否具有传染性，其他传播途径尚待明确。人群普遍易感，但儿童或青少年的感染病例相对较少。数据显示，新型冠状病毒肺炎患者结局不良的危险因素包括：年龄较大、存在糖尿病及其他潜在基础疾病。对于感染新型冠状病毒的孕妇，其临床特征与非怀孕的成年人相似，在小规模的研究分析中，还没有证据表明在怀孕晚期感染新型冠状病毒的女性有发生子宫内垂直感染的可能。

二、新型冠状病毒肺炎流行病学特点

针对此次新型冠状病毒肺炎流行病学的特点，对于咨询及就诊的孕产妇要做好下列四项流行病史的问询：（1）发病前14天内有无病例报告社区的旅行史或居住史；（2）发病前14天内与新型冠状病毒感染者（核酸检测阳性者）有无接触史；（3）发病前14天内是否接触过来自有病例报告社区的发热或有呼吸道症状的患者；（4）14天内是否在小范围内，如家庭、办公室、学校班级等场所，出现2例及以上发热和/或呼吸道症状的病例。

三、新型冠状病毒肺炎患者临床表现

潜伏期——目前一般认为新型冠状病毒肺炎的潜伏期为1~14天，大多数病例在暴露后5日左右发病。

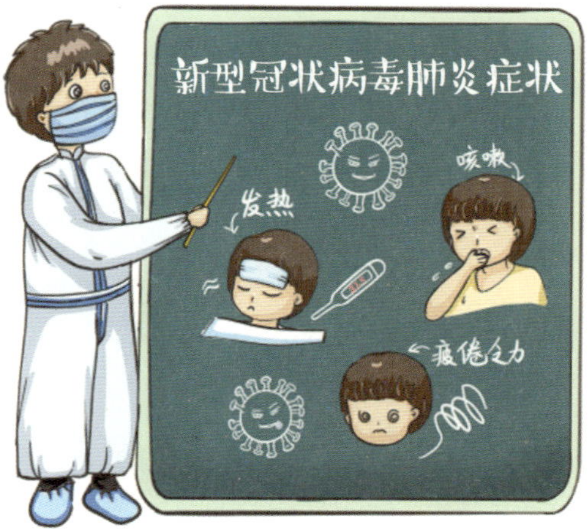

典型临床表现——肺炎是最常见的表现，主要特征是发热、咳嗽、呼吸困难和胸部影像学检查显示双肺浸润。虽然报告的许多病例并不严重，但仍有不少确诊患者为重症病例，出现呼吸衰竭、脓毒症休克或需要重症监护的其他器官衰竭。目前总病死率还不确定。大多数死亡患者都有其他基础疾病。临床症状也可表现为轻度呼吸道症状，尤其是在年轻人和儿童中，但其发生率以及无症状感染的发生率尚不确定。部分患者有胃肠道症状，比如恶心和腹泻，但不多见。

实验室异常——包括淋巴细胞计数减少和肝酶升高。入院时，大多数患者的降钙素原水平正常。

胸部CT检查——患者的胸部CT检查显示肺实质异常，包括双肺片状影或磨玻璃样不透明影。胸部CT检查可检出无症状或胸部X线检查正常的患者存在的肺实质异常，浸润通常为位于肺周围的磨玻璃样影。

组织学检查——组织学检查可显示双侧弥漫性肺泡损伤伴细胞纤维黏液样渗出物。两肺均可见以淋巴细胞为主的间质单核炎性浸润。肺泡腔内可见多核合胞体细胞，胞核大，胞浆呈双亲颗粒状，核仁突出，呈病毒性细胞病变样改变。未发现明显的核内或胞浆内病毒包涵体。新型冠状病毒肺炎的病理特征与SARS和MERS非常相似。此外，新型冠状病毒肺炎患者的肝活检结果可显示中

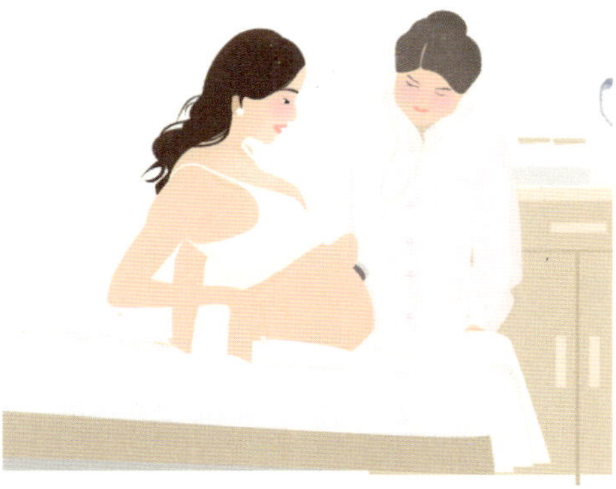

度微血管性脂肪变性和轻度小叶和门静脉活动，可能由新型冠状病毒感染或药物性肝损伤引起。有一些间质单核炎性浸润，但心脏组织没有其他实质性损伤。

制备外周血样本，通过流式细胞仪分析，我们发现，外周血CD4和CD8 T细胞数量显著减少，但其状态为超活性，HLA-DR和CD38双阳性率高。此外，CD4 T淋巴细胞中促炎性因子CCR6和Th17的浓度增加。CD8 T细胞含有高浓度的细胞毒性颗粒。结果表明，T细胞过度活化，表现为Th17浓度增加和CD8 T细胞的高细胞毒性，部分原因是严重的免疫损伤。

对于就诊的孕产妇，如果有流行病学史中的任何1条，且符合临床表现中任意2条；无明确流行病学史，符合临床表现中的3条，均应考虑新型冠状病毒感染。

对于符合标准的病例，除了检测其他呼吸道病原体，还推荐采集上呼吸道标本（鼻咽拭子和口咽拭子）检测新型冠状病毒。如有条件，还应采集下呼吸道标本进行检测，包括痰液、气管抽吸液或支气管肺泡灌洗液，还可采集其他标本，如粪便和尿液。

第二节　感染新型冠状病毒对孕产妇的危害

孕产妇作为一类特殊的易感人群，妊娠期的任何时段都可能受到感染。由于妊娠期免疫系统及肺功能的改变，孕产妇比其他人更容易感染新型冠状病毒，而且感染后往往病情更重，进展更快，严重威胁母婴健康。目前全国陆续出现了感染的孕产妇和新生儿病例。由于病例较少，目前新型冠状病毒肺炎对妊娠的影响尚无明确统计数据，但此前的两种冠状病毒感染情况为患SARS孕妇比正常孕妇肺炎严重，出现肾功能衰竭及凝血功能障碍的风险更高，死亡率也高；而患MERS的死亡率与是否怀孕没有明显关系。新型冠状病毒感染者常伴发热，既往研究发现孕期发热可导致胎儿神经管、心脏、肾脏等器官的结构畸形，所生胎儿多动症、自闭症等的发生率升高。目前尚无足够的数据表明孕妇被新型冠状病毒感染对胎儿有影响，亦不确定被新型冠状病毒感染的孕妇是否存在垂直传播。

● 参考文献

[1] Zhu N，Zhang D Y，Wang W L，et al. A novel coronavirus from patients with pneumonia in China，2019［J］. The New England Journal of Medicine，2020，382（8）：727–733.

[2] Lu R J，Zhao X，Li J，et al. Genomic characterisation and epidemiology of 2019 novel coronavirus：implications for virus origins and receptor binding［J］. The Lancet，2020，395（10224）：565–574.

[3] Perlman S. Another decade，another Coronavirus［J］. The New England Journal of Medicine，2020，382（8）：760–762.

[4] Chan J F，Lau S K，To K K，et al. Middle East respiratory syndrome coronavirus: another zoonotic betacoronavirus causing SARS–like disease［J］. Clinical Microbiology Reviews，2015，28（2）：465–522.

[5] McIntosh K，Dees J H，Becker W B，et al. Recovery in tracheal organ cultures of novel viruses from patients with respiratory disease［J］. Proceedings of the National Academy of Sciences of the United States of America，1967，57（4）：933–940.

[6] Li Q，Guan X H，Wu P，et al. Early Transmission Dynamics in Wuhan，China，of Novel Coronavirus–Infected Pneumonia［J］. The New England Journal of Medicine，2020，382（13）：1199–1207.

[7] Phan L T，Nguyen T V，Luong Q C，et al. Importation and Human–to–Human transmission of a novel coronavirus in Vietnam［J］. The New England Journal of Medicine，2020，382（9）：872–874.

[8] Liu Y C，Liao C H，Chang C F，et al. A locally transmitted case of SARS–CoV–2 infection in Taiwan［J］. The New England Journal of Medicine，2020，382（11）:1070–1072.

[9] Rothe C，Schunk M，Sothmann P，et al. Transmission of 2019–nCoV infection from an asymptomatic contact in Germany［J］. The New England Journal of Medicine，2020，382（10）:970–971.

[10] Kupferschmidt K. Study claiming new coronavirus can be transmitted by people without symptoms was flawed［J/OL］. Science，2020. http：//www.sciencemag.org/news/2020/02/paper-non-symptomatic-patient-transmitting-coronavirus-wrong.

[11] Chang D，Lin M G，Wei L，et al. Epidemiologic and Clinical Characteristics of Novel Coronavirus Infections Involving 13 Patients Outside Wuhan，China［J］. JAMA，2020，323（11）：1092-1093.

[12] Bajema K L，Oster A M，McGovern O L，et al. Persons Evaluated for 2019 Novel Coronavirus – United States，January 2020［J］. Morbidity and Mortality Weekly Report，2020，69（6）：166-170.

[13] Wang C，Horby P W，Hayden F G，et al. A novel coronavirus outbreak of global health concern［J］. The Lancet，2020，395（10223）：470-473.

[14] Patel A，Jernigan D B. Initial public health response and interim clinical guidance for the 2019 novel coronavirus outbreak-United States，December 31，2019-February 4，2020［J］. Morbidity and Mortality Weekly Report，2020，69（5）：140-146.

（蒋庆源　王雪）

第三章　突发公共卫生事件期间孕产妇自我管理细则

作为突发公共卫生事件，新型冠状病毒肺炎疫情会给公众造成不良影响，孕产妇作为重要的社会角色和特殊易感人群，应做好相关防护。本章以新型冠状病毒肺炎为例，详细阐述突发公共卫生事件期间孕产妇自我管理的相关细则。

第一节　孕产妇自我防护

规范孕产妇在疫情期间的自我防护，减少暴露风险，使其安全度过孕产期，降低母婴并发症、提高正常分娩率和产妇生活质量，更好地为孕产妇及新生儿提供优质服务。

孕产妇为新型冠状病毒感染的高危人群，目前尚无效果非常明显的药物和治疗方案可用于预防新型冠状病毒的感染。孕产妇必须做好自我防护，根据妊娠期不同阶段的特点，可分为孕期、分娩期和产后的防护措施。相关医疗机构对三个时期的防护措施进行细化，帮助孕产妇建立自我防护的习惯和信心，为促进母婴安全、获得良好的分娩结局提供高水平、高质量、有效的人性化助产照护。

一、孕期的防护措施

孕期包含孕早期、孕中期和孕晚期。在整个孕期孕妇应始终保持良好的个人卫生习惯，定期产检，以安全度过孕期。

（一）孕期就诊防护措施

（1）利用网络熟悉医院建卡及就诊流程。医院人员密集，存在交叉感染的风险，而孕妇本身免疫力较普通人群低，故孕妇可通过网络了解医院建卡及就诊流程，减少往返医院的次数。

（2）提前网上预约挂号，按号分时段就诊。为进一步落实新型冠状病毒肺炎防控措施，就诊挂号尽量通过网上预约，按照预约就诊时间到医院就诊，减少在医院停留的时间，以防院内交叉感染。

（3）出门应做好自我防护。由于呼吸道病毒的传播途径主要包括密切接触传播及飞沫传播等，孕妇外出时必须戴口罩，衣着应方便穿脱。

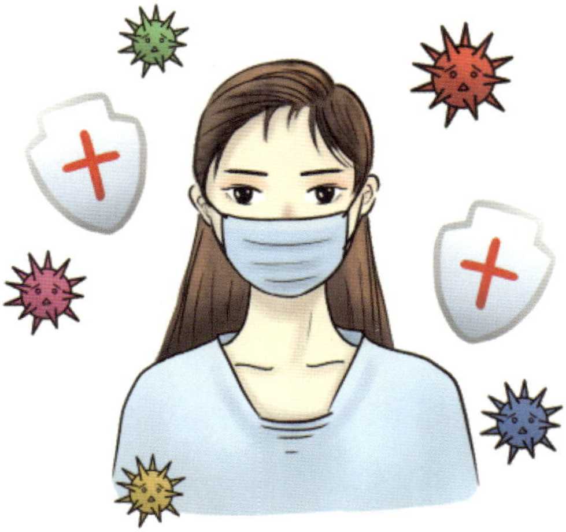

（4）合理选择交通工具。新型冠状病毒的传播性强，人员拥挤的公交车、地铁，甚至出租车等公共交通工具，都是病毒传播的载体。孕妇应尽量使用私家车或步行到医院。如需乘坐公共交通工具，尽量减少聊天，与他人保持一定距离，尽量靠近窗户，开窗。

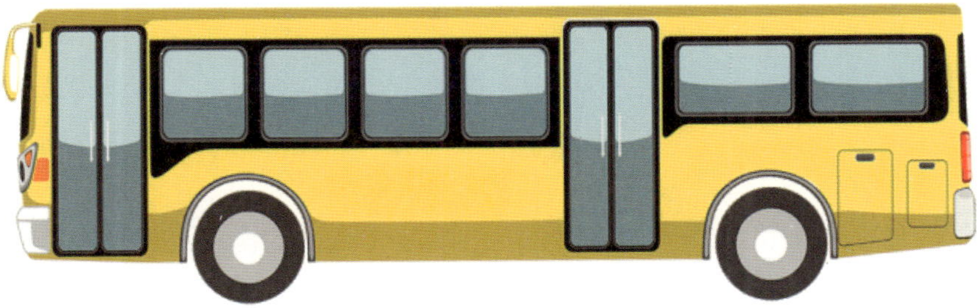

（5）严格按照疫情期间防控规范候诊。自觉避免与他人近距离接触，候诊期间不扎堆、减少交谈，避免通过密切接触传播及飞沫传播等途径感染病毒。

（6）正确洗手。正确洗手是预防感染的有效措施之一。孕妇外出回家后应先按“七步洗手法”洗手（记住七字口诀：内、外、夹、弓、大、立、腕），再脱去外套，最后脱去口罩。

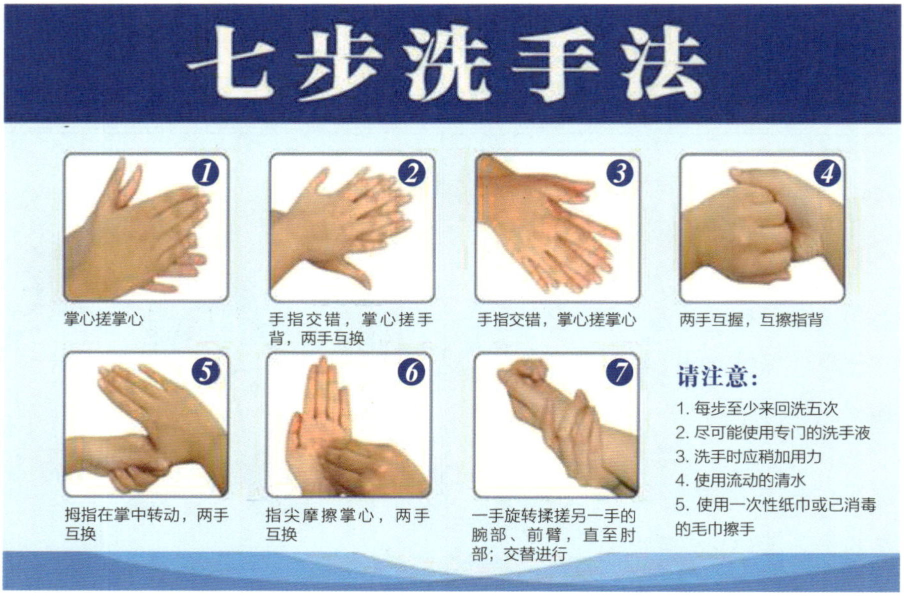

（二）产前防护措施

（1）利用网络平台“宅家”学知识。为更好地保护孕妇及胎儿健康，建议孕妇通过医院公众号或微信平台参加孕期保健知识的学习。孕妇需要掌握的知识有：临产的表现和入院的征象、分娩呼吸技巧、分娩配合事项、新生儿更换尿不湿技巧、母乳喂养技巧、正确识别新生儿寻乳表现、手挤奶方法等。

（2）适当地了解疫情趋势，提前联系接产医院。掌握本地区收治疑似或确诊新型冠状病毒肺炎患者定点医院名单，如建卡医院被指定为定点收治医院，建议提前做好转诊到其他接产医院的准备，将孕期检查资料复印备用，以便接产医院了解孕期检查结果，有利于医生制订诊疗方案。

（3）在家中适当运动，保持良好心情。受疫情影响，多数人都蜗居在家，平时必要的活动也受到了限制，生活作息规律及饮食结构在一定程度上受到了影响。孕妇在家时应适当运动，如在客厅行走、举哑铃、骑健身自行车、做瑜伽球操等，保持愉悦心情，以利于孕期身体健康。

（4）保持室内空气流通及新鲜。每日至少保持开窗通风2次，每次30分钟以上，保持良好的卫生习惯。

（5）不参加聚会。人群聚集是导致疫情传播和蔓延的重要原因，小小的聚会，短暂的聚餐，就可能让新型冠状病毒有机可乘。

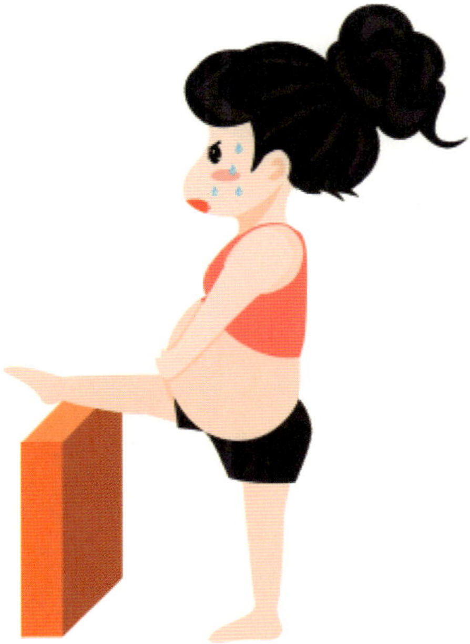

（6）与患有呼吸道疾病的家庭成员保持距离。如家庭成员有感冒等疾病症状，建议自觉进行分餐，做好隔离，以防止疾病传播。

（7）提高抵抗力。坚持规律的生活作息，保持良好的身体状况，提高自身抵抗力。

（8）寻求心理支持。现代医学、心理学研究证明，孕产期妇女的不良心理状态，如恐惧、紧张、悲伤、抑郁等，会在一定程度上影响胎儿的正常生长和健康发育。如对疫情过度关注或过度焦虑，可在医院网站进行心理咨询，以减缓紧张、焦虑情绪。同时可使用心理自评工具，如状态—特质焦虑量表等初步判断自己的心理状况，为是否进一步就诊提供依据。

二、分娩期的防护措施

（1）提前做好入院准备。为避免提前临产或突发其他紧急状况，孕妇应提前备好待产包，可根据医院规定备好入院使用的物品。产妇用物一包，新生儿用物一包，提前放置于显眼处，并告知家人，以便入院时携带。

（2）提前做好月嫂安排。如计划雇佣月嫂，建议提前14天让月嫂到达居住地，减少月嫂往来路途中被感染的风险，避免造成产妇及新生儿感染。

（3）提前开具入院证明。按照医院规定提前开具“入院证明”，如妊娠期合并高危因素需要到上级医院会诊，需提前在当地相关部门开具“疫情健康状况证明”，做好疫情排查工作。

（4）规划好入院路线和流程。为避免耽误就诊和入院，孕妇及其家属应提前规划好去医院的交通路线，熟悉就诊及入院流程，以减少就诊时间。

（5）提前熟悉产科病房安排。有条件的孕妇尽量选择单间病房，以减少与其他人员的接触，降低病毒感染的风险。

（6）入住多人病房的注意事项。由于产科分娩量大，单间病房有限，若入住多人病房，应特别注意住院期间除吃饭时间均戴好口罩，不与其他病友聊天。

（7）公共区域的使用。公共卫生间错峰使用，不到其他病房串门，以减少接触传播及飞沫传播机会。

（8）如实、主动汇报自身及家人的情况。入院时如实与医务人员汇报自身及家人的流行病学史，不隐瞒、不谎报，以便医生制订正确的诊疗方案。

（9）做好自我心理调适及分娩准备。孕妇应对分娩过程充满信心。疫情高峰期多数医院将取消家属陪产等服务，孕妇需要做好心理准备，减少焦虑和恐惧情绪。

（10）听从专业人士指导，科学待产。孕妇待产过程中应听从接生人员的专业指导，可以选择适当的镇痛方法，以提高分娩舒适度，提升分娩体验。

（11）掌握正确的分娩方法。分娩过程中注意配合专业人员的指导，不要过度呼吸和喊叫，以免过度换气，保障分娩过程顺利。

（12）学会正确用力。配合专业人员的指导正确使用腹压，以减少会阴裂伤风险，避免介入性操作。

三、产后的防护措施

（1）避免感冒。产褥期妇女身体各系统变化很大，容易发生感染和其他疾病。产妇应衣着适当，避免受凉感冒，以免进行不必要的检查。

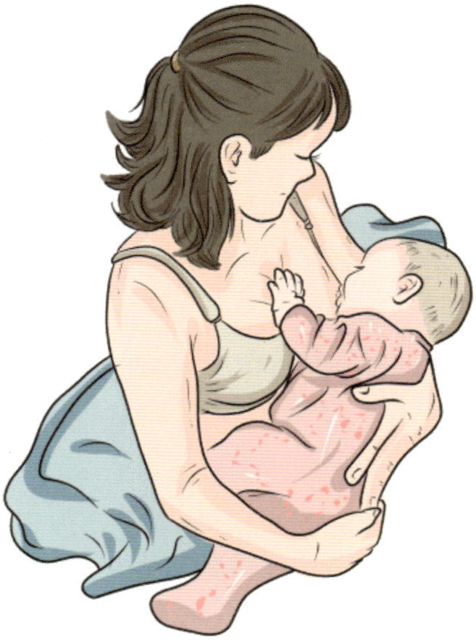

（2）坚持母乳喂养。母乳喂养不仅有利于产妇恢复身体健康，还能促进乳汁从乳房内排出，减少因生理性乳房肿胀造成的发热。

（3）接触新生儿前清洗双手。新生儿免疫力较弱，接触新生儿前应洗净双手，避免造成新生儿感染。

（4）产后尽早下床排小便。产后尽早排出小便，不仅有利于子宫恢复，降低产后出血风险，而且有利于膀胱功能的恢复，可减少泌尿系统感染的发生。

（5）监测体温。定时测量体温，体温异常或有不适要及时告知医护人员，以免延误治疗。

（6）出院后注意事项。出院后应居家休养，减少外出，降低病毒感染风险。

（7）勤洗手。正确按照七步洗手法洗手。

（罗晓菊）

第二节　孕产妇营养管理

一、免疫系统概述

（一）免疫系统的概念

免疫系统是人体自身的一种防御机制，可以识别和消灭入侵的异物，处理衰老、损伤、死亡、变性的自身细胞及识别和处理体内突变细胞和病毒感染细胞，有利于维持机体的生理平衡。但其对机体的作用具有双重性：免疫力低下时，身体易被感染或患癌症；免疫力超常时，也会产生对身体有害的结果，如引发过敏反应、自身免疫疾病等。因各种原因，免疫系统不能正常发挥保护作用时，人体易被细菌、病毒、真菌等感染。

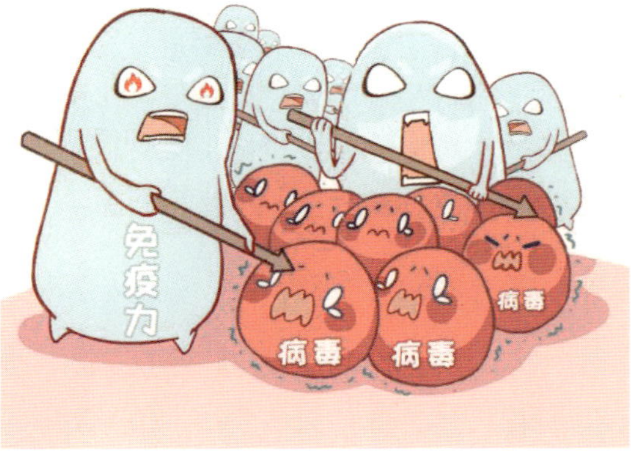

免疫系统可分为非特异性免疫系统和特异性免疫系统。特异性免疫又称“获得性免疫”，是与特定病原体接触后，产生的能识别并针对该病原体启动的免疫反应。特异性免疫只针对一种或一类病原体，是经后天感染病愈或人工预防接种获得的抵抗感染的能力。非特异性免疫又称“天然免疫”，是人类在漫长进化过程中获得的一种遗传特性，是先天获得的，对各种入侵的病原微生物能快速反应，作用范围广，不针对特定抗原，不会形成免疫记忆。

人体免疫系统是覆盖全身的防卫网络。当细菌或病毒入侵身体时，保护身体的第一道防线为皮肤、黏膜及其分泌液，可阻挡病原体侵入人体，呼吸道黏膜上有纤毛，可以清除异物，分泌物具有杀菌的作用。第二道防线为体液中的杀菌物质和吞噬细胞，吞噬细胞在杀灭病原体的同时，也会产生炎症因子，直接或间接损伤人体的组织或细胞，导致临床症状，如咳嗽、发热、畏寒、乏力、呼吸困难、腹泻等，炎症反应的程度取决于感染性疾病的严重程度。第三道防线主要由免疫器官（扁桃体、淋巴结、胸腺、骨髓和脾脏等）和免疫细胞（淋巴细胞、吞噬细胞等）借助血液循环和淋巴循环完成。其中，淋巴B细胞负责“体液免疫”，淋巴T细胞负责“细胞免疫”。细胞免疫与体液免疫相互合作，互相引发对方的效能。人体组织细胞不停地进行着新陈代谢，随时有大量新生细胞代替衰老和受损伤的细胞。免疫系统能及时地把衰老和死亡的细胞识别出来，并把它们从体内清除出去，从而保持人体内环境稳定。

（二）免疫系统功能的影响因素

人类的免疫系统对饮食、运动和生活方式尤为敏感，其功能受到诸多方面因素的影响，包括遗传因素（基因异常可能是免疫失调的根本原因）、孕期所处的环境条件、分娩方式（阴道分娩更有利于益生菌在宝宝身体的定植）、喂养方式（母乳喂养会使婴儿获得很多抗微生物的成分，帮助抵御感染并刺激婴儿免疫系统发育）、肠道微生态环境、是否受到感染等。以上因素相互作用，使身体维持平衡状态。

（三）与免疫系统功能相关的营养素

1. 锌

锌是人体内微量元素之一，是一种辅酶因子，也是许多代谢过程所必需的成分，在维持正常的免疫功能方面发挥重要作用。如果人体内缺乏锌，会出现淋巴细胞数量减少、血中免疫球蛋白水平降低、自然杀菌功能减弱等问题。老年人缺乏锌会导致细胞介导的免疫功能减弱，因此会增加感染的风险。研究已经证实，补充锌对治疗多种感染有效，因为锌有利于白细胞介素-2的表达，从而有助于免疫系统抵御感染。锌参与胎儿的生长发育、免疫功能和神经系统发育。女性在孕期对锌元素的需求量较非孕期增加40%。锌元素缺乏往往伴随

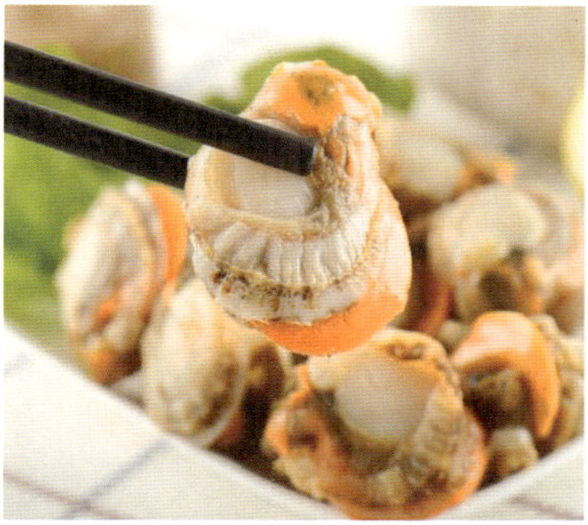

蛋白质、能量营养不良，常见于饮食质量不佳者。孕产妇应规律地摄入富含锌元素或强化锌元素的食物，以满足对锌元素的需求。锌的主要食物来源有贝壳类海产品和红肉，在坚果、豆类及蛋类中也有一定的含量。

2. 维生素D

维生素D在人体免疫系统中具有重要调节作用，可降低流感病毒和细菌感染的风险。维生素D对母体健康和胎儿发育有诸多关键作用。维生素D可通过调节体内钙元素的水平，维持机体骨骼健康，也可影响机体的免疫系统及血糖水平。由于胎儿的维生素D完全来自母体，且女性在孕期对维生素D的需求量增加，所以孕期必须保证并维持足量的维生素D摄入。维生素D缺乏会导致呼吸道感染风险增加。内源性维生素D的主要来源是皮肤经日照后合成。素食、深色皮肤、阳光暴露较少或经常以衣物或防晒霜遮盖皮肤者，应增加维生素D的补充剂量。孕产妇可通过测量血清25-（OH）-D_3水平来判断身体是否缺乏维生素D，并根据医生建议补充。

3. 硒

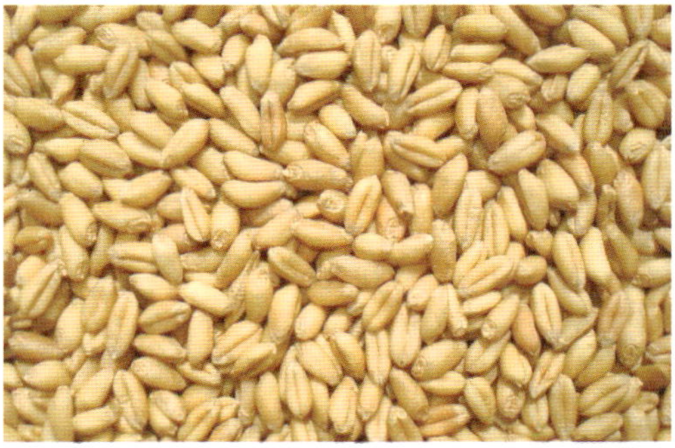

硒在人体淋巴结、肝脏及脾脏等组织含量较高，这些组织也是免疫细胞的集中地。硒几乎存在于人体所有免疫细胞中，有保护胸腺、维持淋巴细胞活性和促进抗体形成的作用。硒能刺激免疫球蛋白的形成，提高机体合成IgM和IgG等抗体的能力。硒可影响淋巴细胞的增殖和分化，促进淋巴细胞分泌淋巴因子，增强淋巴细胞的功能，从而增强细胞免疫功能。硒与巨噬细胞中具有杀菌活性的物质谷胱甘肽过氧化物酶（GSH-Px）有关，硒是GSH-Px的重要组成成分，补硒能增强GSH-Px的活性，有助于分解细胞内的过氧化物，从而达到保护巨噬细胞的作用。所以适当补充硒可帮助提高机体免疫力，抵御感冒、心血管疾病、胃肠道疾病等的侵扰。因含硒的蛋白质参与甲状腺激素的代谢，所以甲状腺功能也对通过食物摄入的硒敏感。同时，硒缺乏也会加剧碘缺乏导致的甲状腺功能异常。食物中硒的含量与地区土质有关，小麦中的硒含量较高。

4. 维生素C

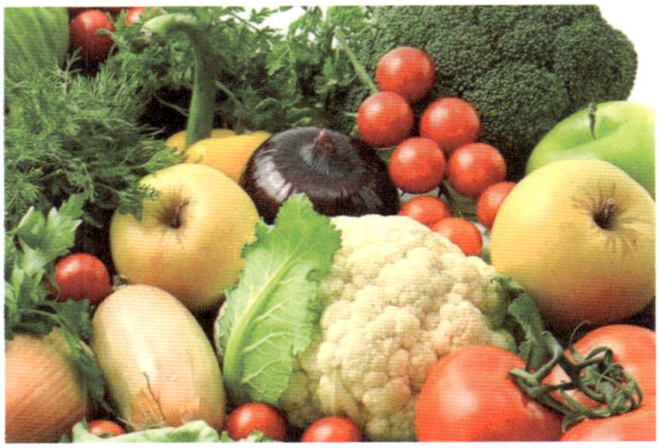

维生素C作为强抗氧化剂可以在一定程度上防止病毒感染。人体每天需要摄入足够的维生素C。维生素C可以促进白细胞的产生和增强其功能，如增强中性粒细胞攻击和吞噬病毒的能力。在症状出现之前或之后服用大剂量的维生素C可减轻感冒和流感症状。维生素C具有促进伤口愈合、促进铁吸收、提高机体免疫力的作用。乳汁中维生素C的含量与母体维生素C摄入情况密切相关。新鲜蔬菜及水果是维生素C的良好来源。

5. 维生素E

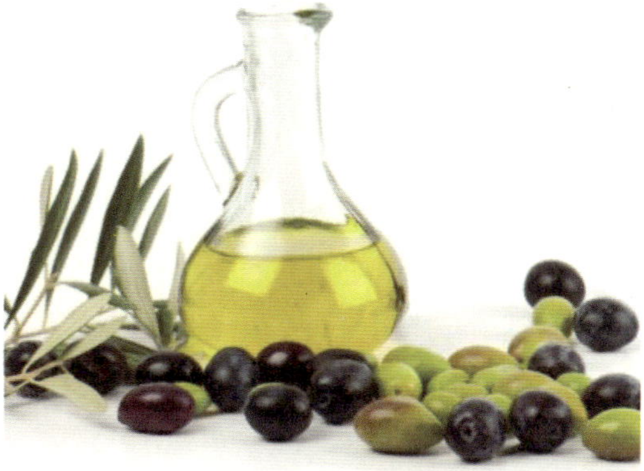

维生素E不仅是一种有效的抗氧化剂，而且还具有多种功能，如增强大脑认知和学习的能力、增强免疫功能、保护淋巴T细胞、保护细胞膜完整性等。补充维生素E可增强人体免疫系统的某些功能。动物研究表明，维生素E缺乏可引发病毒基因组变化，从而增加病毒毒力，导致更严重的后果。维生素E的食物来源主要为压榨植物油、坚果、瘦肉、乳类、蛋类等。

6. 乳铁蛋白

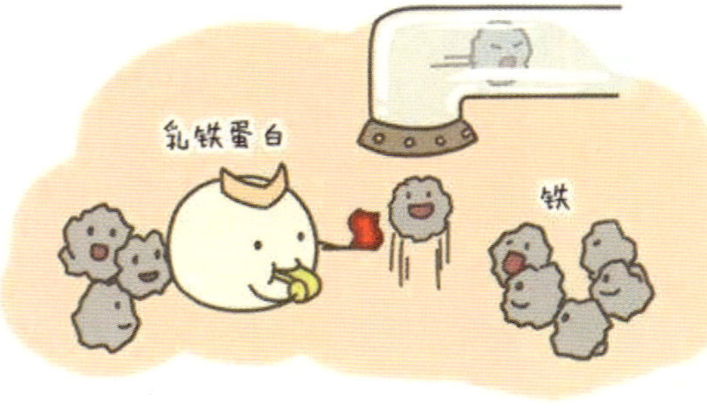

乳铁蛋白是乳清蛋白的非血红素铁结合糖蛋白，有一定的免疫调节作用，并具有广谱抗细菌、真菌、原生动物和病毒活性

的能力。乳铁蛋白通过干扰某些病毒与细胞受体的结合来抑制病毒感染，防止病毒进入宿主细胞。由于乳铁蛋白可抑制自由基介导的损伤并降低微生物病原体对必需金属元素的利用率，因此可有助于缓解病毒感染的症状或并发症。

7. 维生素A

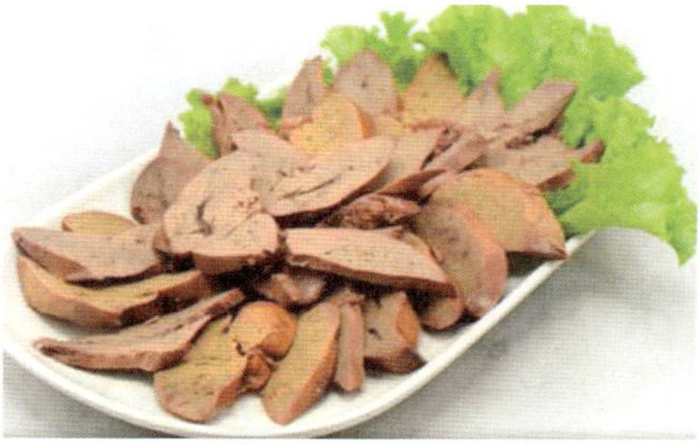

维生素A是调节糖蛋白合成的一种辅酶，对孕期妇女的视力、免疫功能、生育能力以及胎儿的生长发育都十分重要。维生素A可以刺激免疫细胞的发育和调节其功能，通过核受体对靶基因的调控，提高细胞免疫功能，并促进免疫细胞产生抗体，促进淋巴T细胞产生淋巴因子，对维持血液中足量水平的自然杀伤细胞起到至关重要的作用；同时维生素A可维持皮肤、口腔和呼吸道黏膜细胞的结构和功能完整性。深颜色的蔬菜水果、含植物油多的食物中维生素A原类胡萝卜素的含量较高，而维生素A的前体物质多来源于动物食物中富含脂肪酸的部分，如动物内脏等。

8. 维生素B6

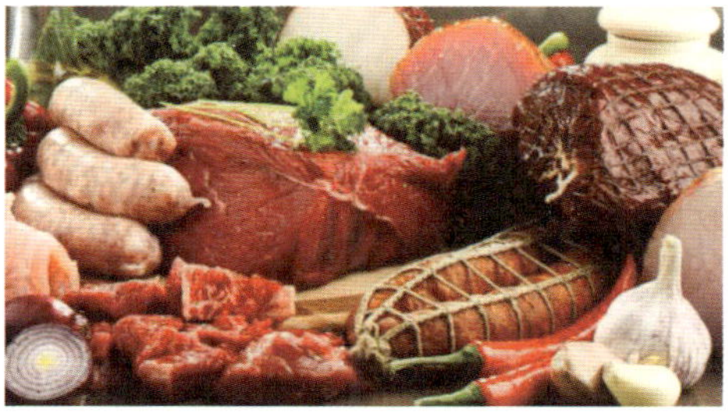

维生素B6是水溶性维生素，转化为辅酶后参与能量代谢过程，是同型半胱氨酸代谢过程中生物酶的协同因子，也参与核酸的合成，对维持适宜的免疫功能非常重要。在免疫调节方面，维生素B6可以促进抗体的合成、促进淋巴细胞的分泌并调节炎症反应。维生素B6通常在肉类和全谷类食物中含量较高。

9. 植物化学物

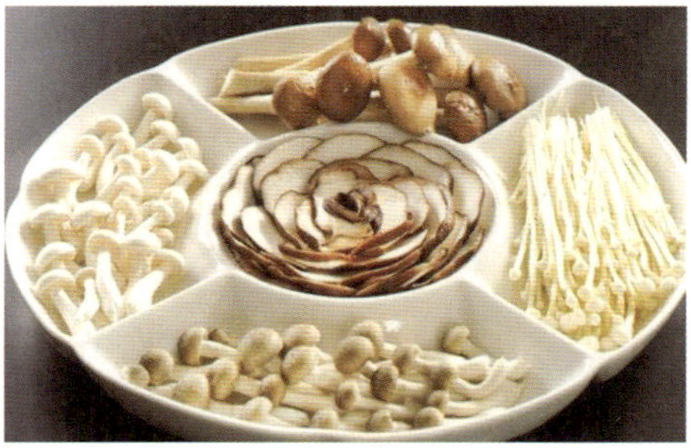

有许多天然食物中含有对免疫调节有良好作用的植物化学物，包括菌菇类（多糖类）、绿茶（茶多酚）、穿心莲（内酯类）、白萝卜（干扰素诱导剂）、灵芝（灵芝多糖）、酵母和燕麦（β-葡聚糖）、枸杞（黄酮类）等。

二、孕产妇居家膳食建议

对于孕产妇来说，如果食物供应和生活条件许可，建议根据《中国居民膳食指南（2016）》和《中国妇幼人群膳食指南（2016）》的核心建议来安排日常膳食。但在疫情防控期间，因食物供应和采购受到一定限制，为了最大程度满足身体的营养需求，为机体储备足够的营养物质，可采用以下建议。

（一）食材的采购与储存

如果孕产妇家庭受到管制、外出受限，可利用有限的外出采购时机，对各类食材进行排序，选择优先购买和储存的食物。

1. 谷薯类

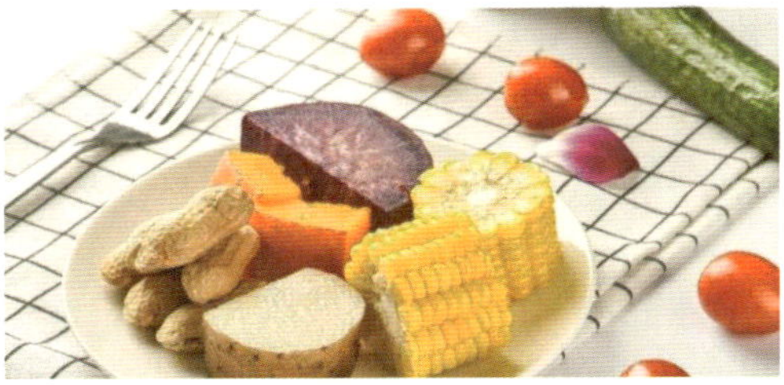

谷类密封保存可存放6个月，除大米外，还建议存储一些小米、燕麦、糙米、荞麦等杂粮，可以煮杂粮饭，以提供更多的维生素、矿物质和膳食纤维。薯类营养价值较高且在阴凉、干燥条件下可存放较长时间，因此可多储备些薯类。如红薯含有丰富的黏液蛋白，能提高人体的免疫力，且膳食纤维含量也较高，可预防便秘。马铃薯中维生素C及钾含量较高。

2. 肉和鱼虾类

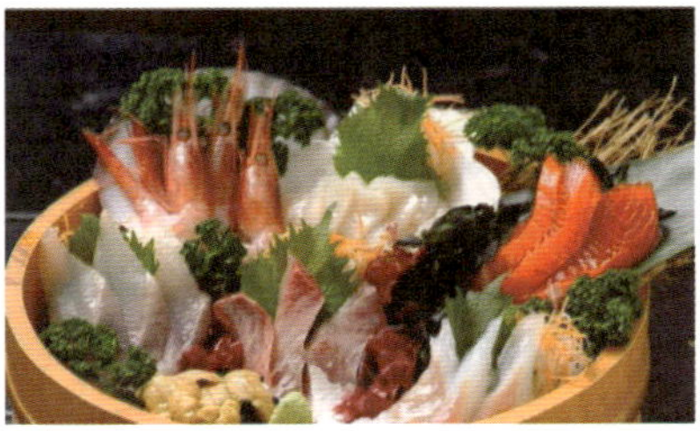

宜选购宰杀好的新鲜禽畜肉，避免接触生禽，尤其不要购买野生动物；优先考虑冷冻的瘦猪肉、牛羊肉等红肉，以及冷冻虾仁、海鱼、贝类等。肉和鱼虾类可冷冻保存较长时间，但大块的食物建议切分成若干份一次食用量，分装好冷冻储存。必要时可选用高温灭菌包装的卤煮肉制品、鱼虾制品，或少量选用肉松、鱼松等。少选用油炸的肉制品。不建议过多食用烟熏、腌制腊肉等。

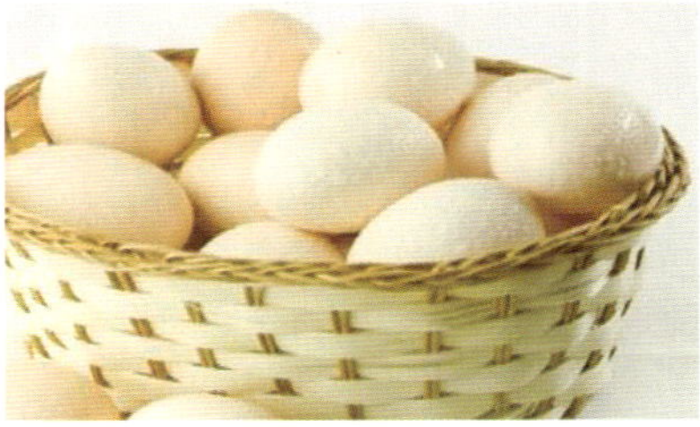

3. 蛋类

蛋类营养丰富、食用方便，在冰箱中

可较长时间储存。一般宜储存供两周使用的鲜蛋，也可少量选择一些真空包装的卤蛋制品。

4. 乳类

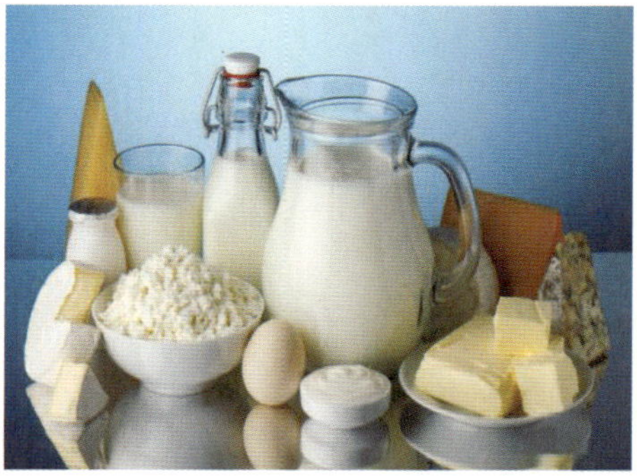

宜选择灭菌包装液体牛奶，因为其可以较长时间保存，在营养上也与普通鲜牛奶没有明显差别。酸奶需要冷藏保存，但保质期一般也能在两周以上，可优先选择益生菌酸奶。在不能获得液态奶的情况下，可选择全脂奶粉或低脂奶粉。需要管理体重的孕产妇可选择低脂的孕产妇奶粉，其属于营养素强化食品，在铁、钙、益生元等营养素方面比鲜奶更有优势，建议优先选择适口的配方奶粉。奶酪水分含量低、蛋白质含量高，适宜长期保存，也可作为乳类食物的临时替代品。

5. 蔬菜类

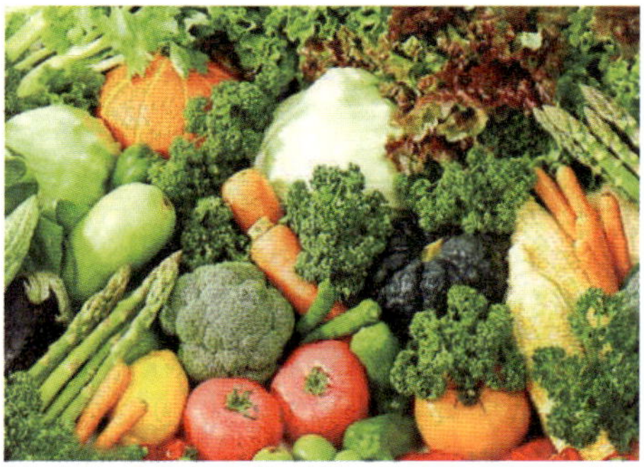

蔬菜应优先选择耐储存的根茎类蔬菜，如洋葱、白萝卜、胡萝卜、莴笋，或者保存期较长的大白菜、包心菜、青椒、南瓜、冬瓜，以及干菌藻类，如木耳、香菇、紫菜、海带等，可以一次多采购一些。马铃薯、红薯、山药等含淀粉多的根茎类食物，虽然既可作为蔬菜，也可作为主食，可用其丰富食物种类，但不建议大量食用或长期作为蔬菜食用。胡萝卜、南瓜富含维生素A和胡萝卜素，有保护黏膜、抗癌、增强免疫力的作用；干菌藻类含有多糖类，可以增强人体免疫力，建议常吃。

绿色蔬菜如西兰花、生菜、油麦菜等富含膳食纤维、叶酸，但容易腐败变质，存储时可以风干，分装入扎孔的塑料袋中。但不建议大量食用晒干或天然风干的叶菜类，以及腌制或罐头包装的蔬菜。冷冻干燥的蔬菜相对较好，如果条件允许可适量采购。

6. 豆类

豆类及其制品是平衡膳食中重要类别，可提供优质植物蛋白，且干豆类食材特别适合储存和后续的加工。各种豆制品如豆皮、千张、腐竹、豆干、冻豆

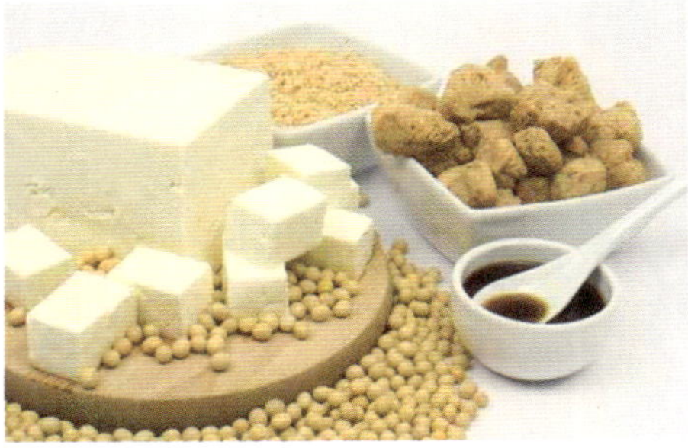

腐等有一定的储备性能，可以适量储存。大豆富含优质蛋白质、必需脂肪酸和磷脂，既可以加工成豆浆，也可以高压蒸熟后直接食用，可优先选购和储存适量黄豆和黑豆。绿豆食用性状好，便于烹煮。蔬菜不足时，可将绿豆和黄豆发芽作为蔬菜，以提供维生素C。豆类食物还富含叶酸，在缺少蔬菜等导致食物单调的情况下，对孕期补充叶酸营养特别有意义。大部分市售的预包装豆浆（豆奶）含糖量较高，不推荐大量采购和储存。

7. 坚果类

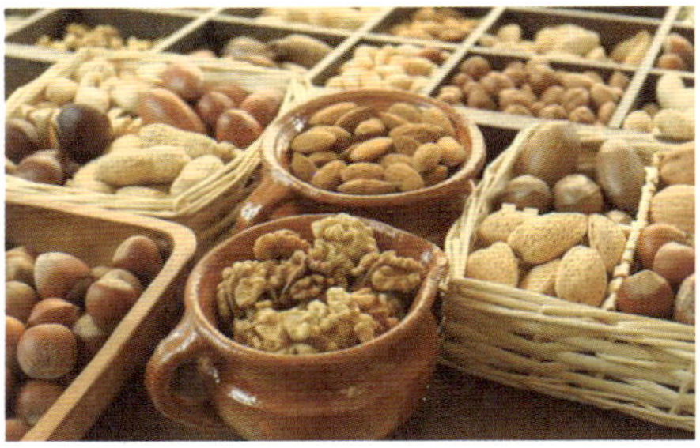

坚果类食物富含蛋白质和部分微量营养素，营养价值较高，耐储存，可适量储备，如花生、葵花籽、核桃、腰果、松子、开心果等。同时，坚果类食物富含必需脂肪酸及维生素E，可有效提高机体免疫力。但要注意的是，对于需要管理体重的孕产妇，因坚果类食物脂肪含量高，属于高能量食物，推荐每日适量（15～20g）食用。

8. 水果类

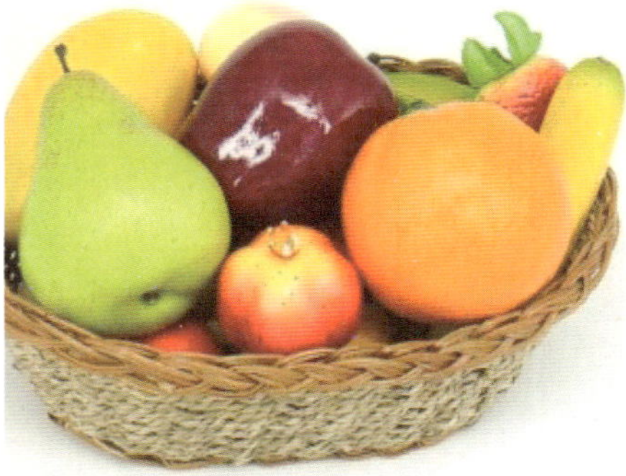

优质新鲜的蔬菜水果富含微量营养素（维生素C、胡萝卜素、B族维生素、生物酮、锌、硒等），对改善人体免疫功能有重要作用。在能摄入足量蔬菜的情况下，水果的食用价值主要是调节饮食口味、促进消化，对身体的营养贡献不及蔬菜，可根据个人饮食喜好、水果的耐储存性和可获得情况，酌情购买和储存。优先推荐苹果、梨、香蕉等富含果胶等膳食纤维的品种，其可以防止孕产妇便秘。在存储时要注意，不同水果需要分开包装好。

9.烹调油和盐

油脂除了提供能量，也有调节食物口感的作用。推荐优先储备常见植物油，如菜籽油、大豆油、花生油和玉米油等。油脂是高能量食物，应注意避免过量食用。无需刻意购买亚麻籽油、橄榄油等。烹调盐是居家必需品，孕产妇需要食用加碘食盐，同时，孕产妇宜清淡饮食，应限制食盐量，限制腌制、泡制、酱汁制等高盐食物的摄入。烹调时优先采取蒸、煮、炖、烩等形式，避免油煎、油炸、油焖，防止摄入过量油脂。

（二）食品安全与饮食卫生

1. 食品安全

在疫情防控期间，可能会出现食材供应受限的情况，因此需要特别注意食品安全，孕产妇需要注意以下几点。

（1）采购场所要安全：出门前列购物清单，减少商场逗留时间。不去不正规或消毒防护措施不完善的农贸市场或空气不流通的人员密集的大型超市，出门购物需要佩戴口罩。

（2）要注意食品标签：采购各种食物时，一定要注意查看生产日期和保质期，接近保质期的食物要谨慎购买，超过保质期的食物一定不要再食用。

（3）分拣食物要仔细：采购时购物车上生熟食品分开放。对于一些容易腐烂变质的食物，如蔬菜、水果等，在不能完全丢弃的情况下，要仔细分拣、剔除或切除。

（4）储存食物要科学：水分含量高的食物，要进行冷藏或冷冻保存。水发的干制品，泡水后不能长时间放置，可以通过煮沸延长保质时间。

（5）食物要煮透：烹调时，一定要把食物充分加热，动物性食物要烧熟、煮透；优先选择煮、炖、蒸、煲汤等长时间烹调方式，也可适当选择油炸等高温烹调方式，熟食二次加热要热透，不给病毒存活的机会。

（6）避免食用生鲜食物：尽量避免吃未经烹调的生鲜食物，如刺身、生蚝等。

（7）冰箱储食有讲究：冰箱存储食物要注意生熟分开，熟食在上，生食在下，果蔬和鱼肉虾分别存储；冷藏区的生肉、鱼肉等需密封存储，鸡蛋单独放置；剩菜需要放凉后再放入冰箱。同时，要定期对冰箱进行清理和消毒。

2.饮食卫生

疫情防控期间的居家生活中，除了加强个人卫生，加强食物加工烹制过程中的卫生意识也很重要，应做到餐具、容器、砧板、刀具生熟用途分开；处理生熟食物之间要洗手，每次洗手要在20秒以上；减少食用凉拌、生拌的食物，餐具要彻底清洗和消毒，可煮沸15~30分钟；家庭就餐提倡分餐制或使用公筷、公勺。

（三）居家膳食建议

1. 孕妇

（1）吃动平衡，调整饮食行为，做好体重管理。

居家防疫期间，尽管食物品种选择范围可能受到一定的限制，但也要注意合理搭配饮食、烹调美味餐食，确保科学摄入各类食物，保障孕期营养，并实现合理的孕期增重。首先，要注意不能过度饮食，尤其要控制高油脂、高热量食物的摄入量，如不要摄入过多烹调用油、过量坚果和甜食等。同时进行尽可能多的身体活动（如做家务、室内孕妇操等），避免体重增加过快。如果不能进行足够的体力活动，可在一定范围内，适当控制碳水化合物的摄入量，尽量避免摄入含糖的甜味食物或饮料。其次，不要因为过度焦虑或紧张而影响食欲或不敢食用某些食物，以免导致体重不增或下降。孕期合理增重的具体数据，应遵循孕期保健机构给予的相关指导。

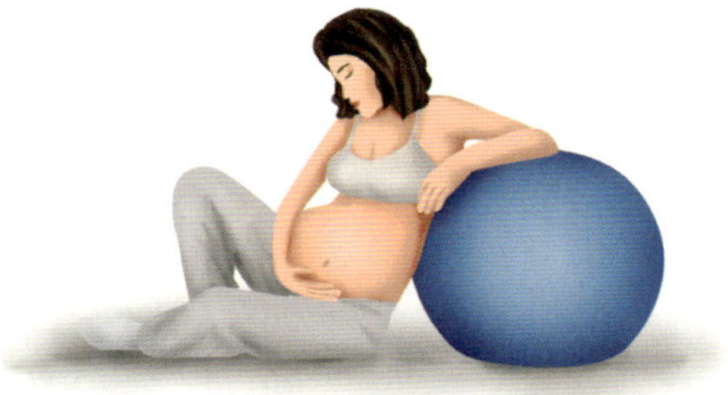

饮食行为方面需要注意：体重增加过快的孕妇需要调整三餐和加餐的比例，保证早餐和午餐的摄入，适当减少晚餐的比例。同时，体重增长过快的孕妇可放慢吃饭速度，增加咀嚼次数，适当延长进餐时间，以20～30分钟为宜；少吃方便食品和快餐，吃饭前先喝清淡的汤。

对于有妊娠期糖尿病的孕妇，尤其需要固定吃饭时间。对于血糖不稳定的孕妇及睡前打胰岛素的孕妇，应注意加餐，以减小餐后血糖波动，预防低血糖的发生。进餐时要细嚼慢咽，注意调整进餐顺序，按照蔬菜—肉类—主食的顺序进餐，以利于控制血糖。

（2）尽量做到食物多样化，主食定量、粗细搭配。

食物多样对于实现平衡膳食、获得比较理想的营养摄入非常有效。特殊时期仍要尽量做到每天摄入15～20种食物，除了选择多色的蔬菜、水果，丰富主食的种类也十分必要。谷薯类食物可为人体提供生命活动所需的能量，是抵抗病毒的基础保障。应选择安全性高、有品质的大品牌米面产品，避免食物安全风险。为了保证食物多样，还应选择一些全谷杂粮，如小米、全麦粉、玉米、糙米、红米、红豆、燕麦替换部分精米白面。薯芋类食物指红薯、马铃薯、紫薯、芋头、山药等食物，可以替代部分米面食物，适合与肉类搭配做成煮炖

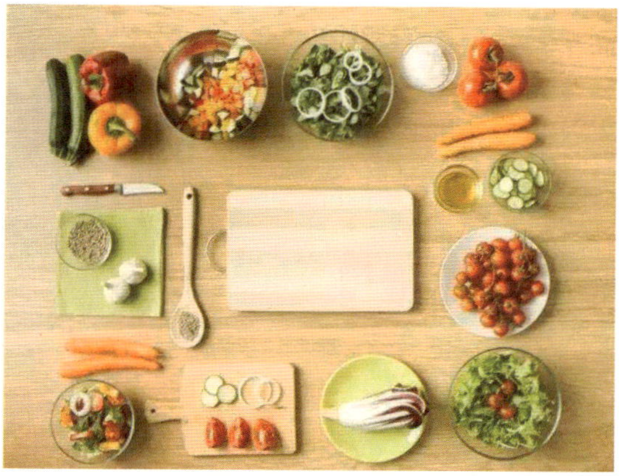

类菜肴。在食材供应相对受限时，应首先保证每日膳食能覆盖各大类别的食物。食物供应受限时，受影响最大的是新鲜绿叶蔬菜、水果，其次是新鲜鱼虾肉类、新鲜乳品，可以通过食物采购优先原则来弥补。

妊娠期糖尿病孕妇需要注意：在能量摄入受限的情况下，应尽量做到食物多样化，血糖指数较低的全谷物、粗杂粮等宜占主食摄入量的1/5～1/3，以利于餐后血糖控制。若疫情期间居家活动量较平时活动量明显减少，建议每餐比平时酌情减少摄入主食5%～10%（每餐少吃2～3口主食）。

（3）确保重点食物的优先摄入。

对于孕妇来说，需要重点保证每日获得100g以上的红肉（不足时可用豆制品代替），食用加碘盐，每日1～2个鸡蛋，每日300～500mL液体奶（牛奶或羊奶，鲜奶或配方奶，优先推荐配方奶，不能满足时需要补充钙制剂）。最好能每周进食1～2次海产品（海鱼、虾、海带、紫菜等）。最好每日能摄入350～600g新鲜蔬菜，且一半以上应为深绿色蔬菜，每日水果250～400g。

（4）适当增加蔬菜、水果的摄入。

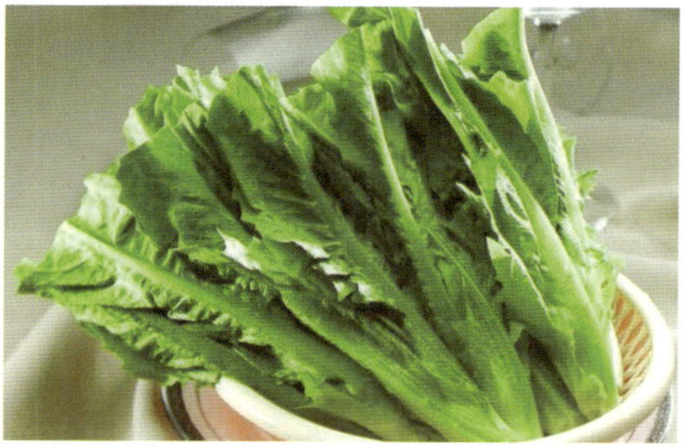

在疫情期间，若条件许可，孕妇摄入的蔬菜和水果的量可增加至平时的120%～150%，或摄入每日推荐量的上限。每日蔬菜、水果种类宜在5种以上，建议优先选择易获得、耐存储的深色蔬菜，避免多次外出采购带来的感染风险，如当季油麦菜、小白菜等绿叶蔬菜，以及胡萝卜、西红柿、西兰花等较耐储藏的蔬菜。深红色、深绿色、橙黄色、紫色蔬菜的量应占到蔬菜总量的一半以上。通常水果摄入量大约相当于一个苹果加一根香蕉，疫情期间可适当增加。如果食用较多香蕉、山药等含较高碳水化合物的果蔬，需适当减少主食摄入量。尽量做到餐餐有蔬菜，天天有水果。

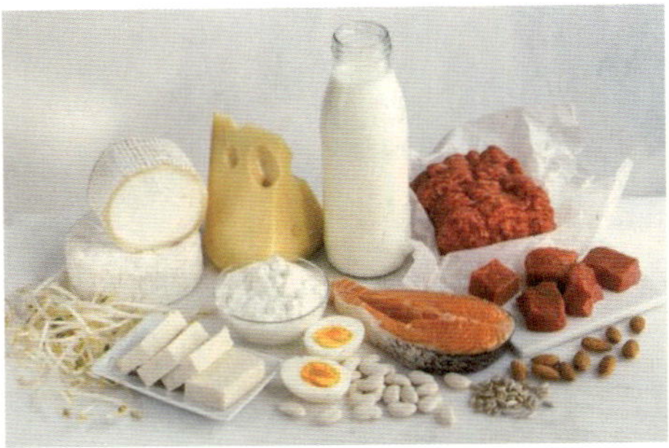

妊娠期糖尿病孕妇需要注意：建议采用3：2：1蔬菜模式，这是经过设计和优化的蔬菜模式，包括蔬菜种类的选择和数量的建议。其有两方面含义，一方面是指全天蔬菜可按照绿叶蔬菜300g（如油菜、菠菜、苋菜、卷心菜、茼蒿菜等）、其他种类蔬菜200g（如茄子、青椒、西红柿、白萝卜、豆角等，不包括土豆、山药、南瓜、藕等）、菌藻类100g（如新鲜或水发的蔬菜、香菇、金针菇、海带、紫菜、黑木耳等）安排。另一方面是指午餐或晚餐可按照每餐吃3两绿叶蔬菜、2两其他种类蔬菜及1两菌藻类蔬菜安排。血糖稳定的孕妇可适量食用血糖指数较低的水果，如樱桃、李子、柚子、苹果、梨、桃子、小番茄等，并合理安排食用水果的时间，可选择两餐之间或者运动前后，每次可食用中等大小水果0.5～1个（100～150g），每日1～2次；血糖不稳定的孕妇暂时不宜吃水果。

（5）孕中晚期注意优质蛋白的摄入。

孕中晚期可适当增加高蛋白食物的摄入，可选择鱼类、去皮禽肉类、鸡蛋、牛奶，优先选择鱼类，吃鸡蛋不要弃蛋黄，但要少吃肥肉、烟熏和腌制肉制品。若食用猪肉、牛肉、羊肉等畜肉，建议选择精瘦肉。孕妇可根据自身情况，每天喝300～500mL牛奶或配方奶，益生菌酸奶有益于增强人体免疫力，推荐每天吃1～2份。同时建议每日食用15g坚果，并适当摄入豆腐、豆浆等豆制品。

（6）适量多饮水，每天1500～2000mL。

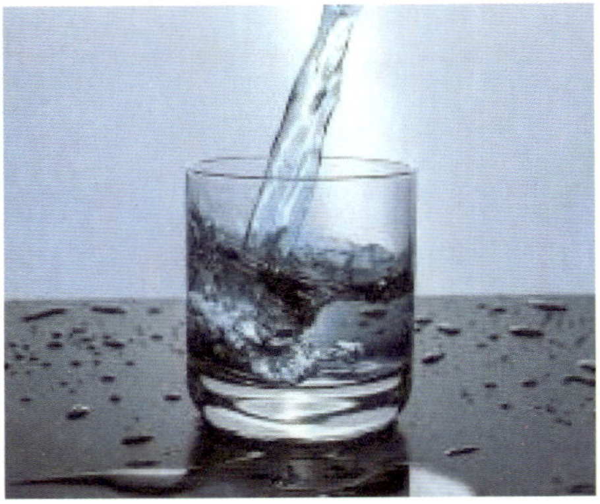

水是人体生理活动和新陈代谢的基础成分，多喝水可以保持黏膜湿润，增强黏膜抵挡细菌的能力。由于孕期基础代谢增加，孕妇体内水分的消耗量也相应增加。疫情期间，更应当保证每天充足的饮水量，不要等感觉渴了才喝水，要规律分次主动喝水。除了日常的饮水，还可以煮粥或把肉类、根茎类蔬菜，以及薯芋类食物一起炖成清淡少盐的汤，比如牛肉胡萝卜汤、南瓜芋头羹等，既能把食物充分加热、杀灭病毒，又能保证摄入足量的水分，也符合中国传统的饮食习惯。建议喝白开水或矿泉水，尽量不选择含糖饮料或果汁。

（7）保持愉悦心情，避免紧张和焦虑。

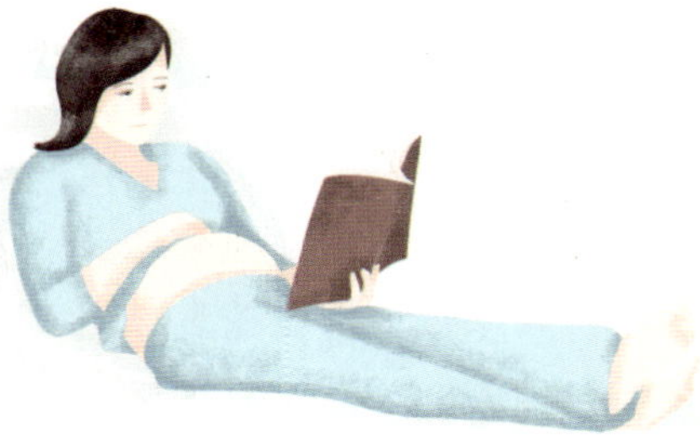

疫情期间，居家避免外出是最为有效的预防措施。在遵循官方专业防护建议的前提下，无需过度担心病毒的威胁，在相对封闭的居家生活中，仍可轻松享受生活。孕妇可以选择学习、烹饪等需要长时间专注的活动，在活动过程中专注于行为本身，体验内心的平静。也可以每天坚持练习20分钟的正念冥想，感受自己的觉知，通过一种积极的、精神上的方式，实现内心的平静。尽管膳食指南要求每日膳食都要覆盖各种类食物，但如果短期内无法做到，也无需焦虑，因为追求平衡膳食的目标是相对的，任何对膳食不当的焦虑都是徒劳无益的，焦虑对自己和胎儿的不利影响远大于饮食本身。因此建议在愉悦生活的前提下，尽量安排平衡膳食。

妊娠期糖尿病孕妇的自我管理程度会直接或间接影响血糖的控制效果。居家定期监测血糖有利于及时发现高血糖或低血糖。对于血糖不稳定的孕妇，应适当增加血糖监测频率，若条件允许，可通过电话或网络平台咨询专业医务人员；病情严重者，应及时到医院就诊。

2. 产妇或哺乳期妇女

产妇或哺乳期妇女处于身体机能恢复、心理适应和母乳哺喂婴儿的多重状态下，饮食、营养摄入、乳汁分泌、心理状态、睡眠、生活状态、伤口恢复、照料新生儿等各因素相互影响，容易使其产生焦虑和烦躁情绪。而疫情期间，产妇或哺乳期妇女居家生活将出现更多问题，如食物来源安全问题、照护者工作受限问题、消毒预防措施问题等。对于疫情压力下居家生活或正在“坐月子”的妇女，有以下建议。

（1）放松心态，保证睡眠，确保母乳分泌。

心理状态与情绪是影响哺乳期妇女乳汁分泌的重要因素之一。虽然新型冠状病毒肺炎疫情尚未结束，但应坚信居家生活是防御病毒最有效的措施，在相对封闭的家庭环境中，无须担心病毒的威胁。对于哺乳期妇女来说，只保证充足的睡眠时间是不够的，还要保持有规律的作息，以维持机体的“睡眠–觉醒”周期，提高睡眠质量。对于新型冠状病毒感染的哺乳期妇女是否可以进行母乳喂养尚缺乏证据支持，故建议暂停母乳喂养。疫情防控期间被建议暂停母乳喂养的母亲，也没有必要焦虑，可安心人工喂养，并按照要求定期挤出乳汁并丢弃，以保持乳房持续泌乳的状态，保证后续的母乳喂养。

（2）食物多样化，避免偏食。

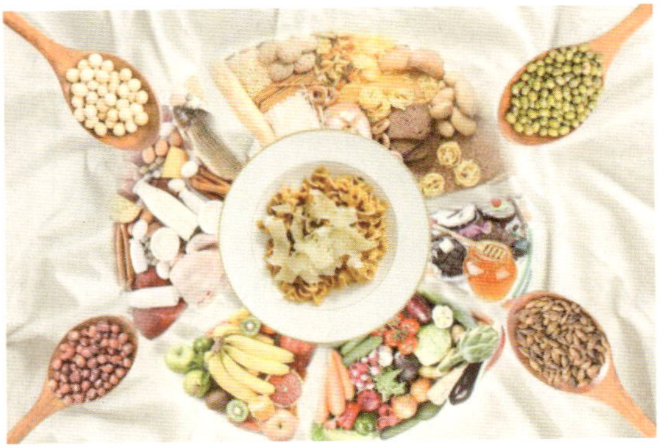

膳食营养状况是影响哺乳期妇女乳汁质与量的重要因素。尤其是乳汁中维生素和矿物质的浓度较容易受哺乳期妇女膳食的影响，因此必须保证哺乳期的营养充足、均衡，以保证乳汁的质和量。“坐月子”期间，如果动物性食物摄入过多，会加重消化系统和肾脏负担，并造成能量过剩，导致肥胖；若蔬菜、水果等摄入不足则会使维生素、矿物质和膳食纤维的摄入量减少，影响乳汁中维生素和矿物质的含量，并增加哺乳期妇女便秘、痔疮等疾病的发病率。在“坐月子”或产后母乳喂养期间，仍应该遵循食物多样化的原则，包括食物大类别的覆盖和保持一定量的食物品种。按照膳食指南的要求，每天吃的基本食物应包括谷薯类、蔬菜类、水果类、禽畜鱼蛋奶类、豆类、坚果类、油脂类等。需要注意，每日的食物要粗细搭配、荤素搭配、适口易消化，避免偏食、挑食影响母乳质量。

（3）适当按照自己的喜好准备膳食。

产妇或哺乳期妇女可与家人或照护者充分沟通，或可以自己动手，在食材相对有限的条件下，按照自己的饮食喜好，同时兼顾膳食指南对平衡膳食的要求，选择喜欢的食材和合适的烹调方式制备自己的饮食，可与家人相对分餐或使用公筷。

（4）确保重要食物优先摄入。

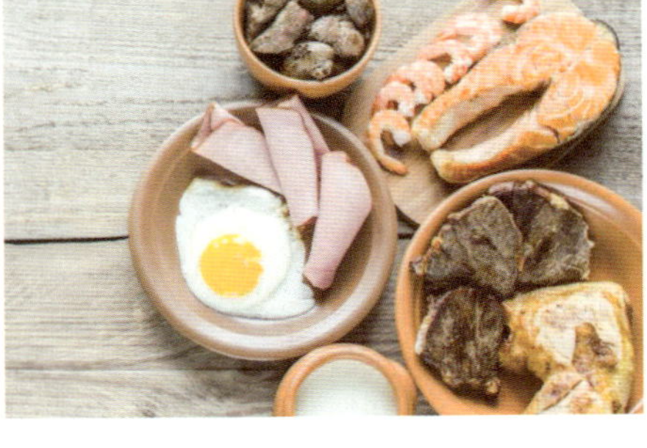

产妇或哺乳期妇女应确保每日膳食中包含220g左右的鱼禽蛋肉类（动物内脏每周1次），400～500mL牛奶，或营养强化的孕产妇奶粉，相当于25g干大豆的豆制品，10～15g炒制或煮的坚果，400～500g蔬菜类，其中绿叶蔬菜和其他颜色的深色蔬菜占2/3以上，

水果类200～400g。如新鲜蔬菜供应受限，可选耐储存的绿色、黄色根茎、茄果类蔬菜（如绿萝卜、胡萝卜、莴笋、番茄、茄子）以及干的菌菇类蔬菜。同时，产妇或哺乳期妇女在饮食烹调时需要选用加碘盐。

（5）适量增加水分摄入。

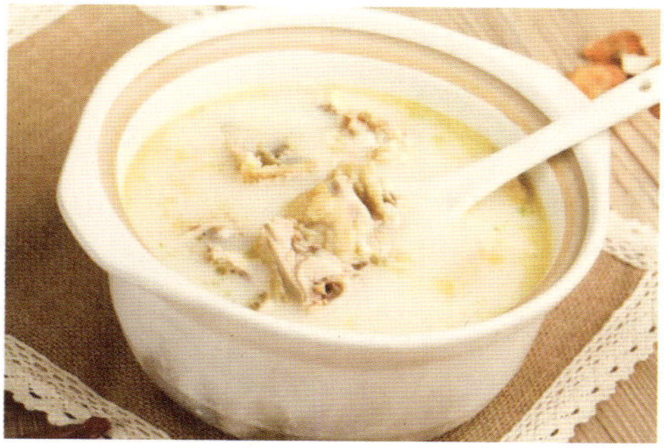

水分对人体的新陈代谢有着十分重要的作用。水分很容易被身体吸收，能使人体器官中的乳酸脱氢酶活性增强，从而有效地提高人体的免疫力。除营养素，哺乳期妇女的乳汁分泌量与每日摄水量也密切相关。由于哺乳期妇女基础代谢较高，出汗多，再加上乳汁分泌，需水量高于普通人。哺乳期妇女饮水量不足时，可使乳汁分泌减少，因此哺乳期妇女应多喝一些水或汤汁。鱼汤、鸡汤、肉汤、豆腐汤等营养丰富，含有可溶性氨基酸、维生素和矿物质等营养成分，不仅味道鲜美，能刺激消化液分泌，改善食欲，促进消化，还能促进乳汁分泌。大豆、花生加上各种肉类，如猪腿肉、猪排骨或猪尾炖汤，或熬鲫鱼汤、黄花菜鸡汤等，或醋与猪蹄和鸡蛋等煮汤，均能促进乳汁分泌。哺乳期妇女每日需水量较普通人增加500～1000mL，建议每日摄入2100～2300mL的白开水或汤汁。

（6）母乳喂养方式。

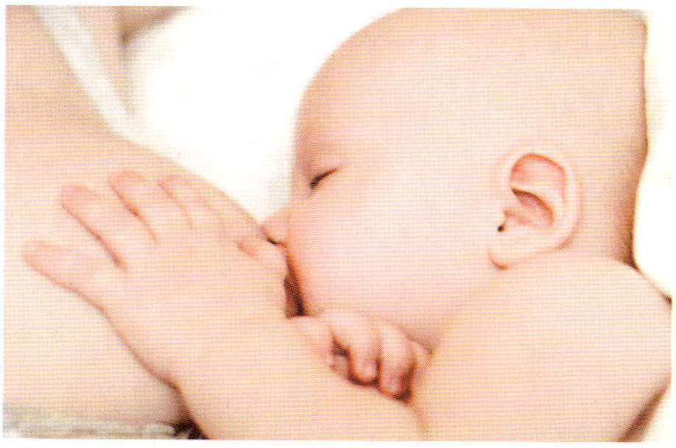

母乳中的益生菌和抗微生物成分，能够使婴儿免于某些急性感染，还可以刺激婴儿免疫系统的发育，使之形成免疫平衡状态。健康妈妈可以继续母乳喂养；患普通感冒的妈妈做好防护，也可继续母乳喂养；感染新型冠状病毒的妈妈，应暂停母乳喂养并隔离。因感染新型冠状病毒暂停母乳喂养需人工喂养者，应选择适合的婴儿配方奶粉。

（四）膳食营养补充剂

在不能获得多样化食物时，可以选择营养补充剂以达到膳食平衡。某些食材获得受限时，需要特别注意可能缺乏的相关营养素，如新鲜蔬菜摄入不足时，其对应缺乏的营养素可能是维生素C、胡萝卜素及矿物质；新鲜瘦肉摄入不足时，其对应缺乏的可能是蛋白质或B族维生素以及铁、锌等微量元素；奶及奶制品摄入不足时，其对应缺乏的可能是钙和蛋白质。为维持机体健康和提高对病毒的抵抗能力，建议适当摄入含有叶酸、维生素A、维生素D、维生素C、维生素B1、维生素B2、维生素B6、铁、锌、硒以及DHA的复合营养素补充剂或配方奶粉，以帮助维持正常的免疫力。益生菌制剂可能有助于提高身体免疫力，可以合理选用。需要注意的是，膳食营养补充剂应按照说明书推荐量食用，不要过量食用。对于正在使用药物者，需要特别关注营养补充剂与药物的相互作用，建议咨询医生后再食用。

在成员无感染、无疑似感染及没有医学隔离观察要求的家庭中，应遵循已有的母乳喂养建议。

小贴士

新型冠状病毒会通过食物传播吗?

答：（1）目前没有明确证据表明新型冠状病毒会通过食物传播。

（2）新型冠状病毒在蔬果肉类表面存活时间不长，煮熟后可杀灭。

（3）出现发热、腹泻等症状的疑似患者不建议进厨房。

（4）注意手卫生、食物用流动水清洗、水果去皮处理、肉类煮透。

三、孕产妇居家运动

加强运动可以提高人体对疾病的抵抗能力并维持正常体重。疫情期间，保证适量的运动显得更加重要。在家适当运动不仅可以促进人体的血液循环，改善心血管系统功能，而且对免疫系统的中性粒细胞、吞噬细胞均有积极影响。简而言之，适量运动有助于维持身体健康，提高机体免疫力。建议孕产妇把握好“动则有益，适量为宜”的原则。

（一）孕妇居家运动建议

1. 运动方式

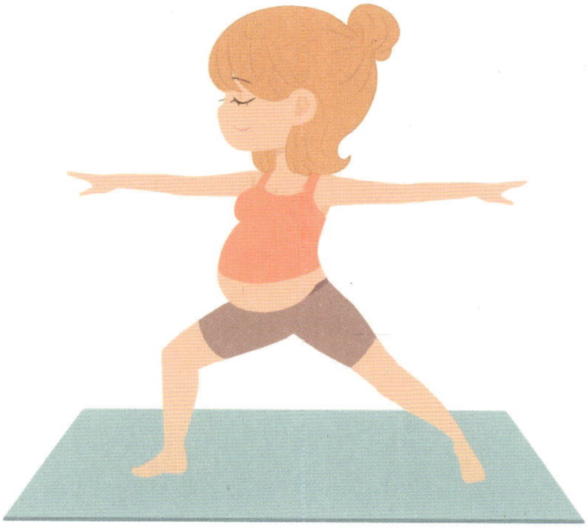

运动方式有家务劳动（孕妇可以在家里适当地做家务，但要避免提重物，避免腹部用力的动作，避免直腿弯腰等动作）、孕妇瑜伽（怀孕前一直练瑜伽的孕妇，怀孕期间可继续练习，至分娩前一个星期可改为练习简单的动作及瑜伽呼吸法；而怀孕前没有练过瑜伽的孕妇则最好在怀孕三个月后才开始练习）、孕妇哑铃练习（特别适合有前置胎盘，或者有早产倾向的孕妇，可以通过坐位练习哑铃，把上肢大关节活动起来）、孕妇体操、孕妇球操、产妇运动操、太极拳等。

2. 运动频率

每周至少保证150分钟的体力活动，而且活动量最好能平均分配到每一天，如每天有计划地运动30分钟左右。可每餐后在家中散步或戴口罩在家人陪同下在小区周围散步30～40分钟。尽可能减少久坐，每小时起来活动一下。孕妇瑜伽练习最好是每周2～3次，每次练习以自己身体舒适为宜。

3. 运动强度

孕妇可根据以下方法衡量运动强度，保证中等强度体力活动。若无医学禁忌，多数活动和运动对孕妇而言都是安全的。

（1）心率法：运动中心率不超过220 － 年龄（次/分），则运动强度适合，如年龄为30岁，运动中心率以不超过220 － 30 = 190（次/分）为宜。

（2）交谈法：在运动时能够自然交谈，但不能唱歌，一般认为运动强度比较适合。

（3）自我感觉法：运动后有微汗，轻松愉快，无胸闷气短感，稍感乏力，经短暂休息后又精力充沛，则运动量适宜。

4.其他建议

（1）如平时不运动，应逐渐增加运动量，循序渐进，不可突然加大运动量或延长运动时间。

（2）随着孕周的增加，运动量应逐渐减少，运动强度和运动方式也应根据自身情况进行调整。

（3）运动前先做5～10分钟热身运动，运动后同样要做5～10分钟的整理运动，做到有始有终，以降低运动损伤风险。

（4）孕期如有腹痛、阴道流血、前置胎盘、妊娠期高血压等情况，应避免剧烈活动。

（5）有氧锻炼可以增加脑供血，增加人体内啡肽的释放，使人产生积极、愉悦的情绪，减轻精神压力，消除抑郁，从而使疫情期间的心理状况得到改善。

（6）锻炼身体时可播放轻松舒缓的背景音乐，晴天无霾时可开窗通风。

（7）白天规律的体育锻炼有助于夜晚入睡，但睡前应避免会导致兴奋的剧烈运动。

5.妊娠期糖尿病孕妇运动的注意事项

（1）有妊娠期糖尿病的孕妇可在家中进行散步、举哑铃、孕妇瑜伽等类型的活动，或者每餐后进行10分钟坐在椅子上的上肢运动。

（2）应用胰岛素的妊娠期糖尿病的孕妇进行体力活动时应注意避开胰岛素作用高峰期，如必须在这段时间内运动，可在运动前适当补充饮食。

（3）胰岛素注射部位应尽量避开将要运动的肢体，否则会使胰岛素吸收加快。刚注射完胰岛素即进行运动容易出现低血糖反应。

（4）运动疗法开始前最好能先监测血糖，如血糖<5.5mmol/L，运动前应补充饮食；如果血糖>5.5mmol/L，则不必补充饮食；如血糖>13.9mmol/L，应暂缓运动，并检测尿酮，如果尿酮检测阳性，应先补充胰岛素，以纠正高血糖和酮症，待情况好转后，再考虑运动锻炼。

（5）避免清晨空腹注射胰岛素之前进行运动，因为此时血浆胰岛素水平很低，运动可诱发酮症。

（6）运动时应随身携带一些饼干或糖果，以便有低血糖先兆时可及时补充糖分。

（二）产妇居家运动建议

1. 产褥期的运动方式

产褥期的运动可采用“产褥期保健操”，产妇应根据自己的分娩情况、身体状况循序渐进地进行。顺产产妇一般在产后第2天就可以开始，每1～2天增加1节，每节做8～16次。6周后可选择新的锻炼方式。

2. 产褥期后的运动方式

产后6周开始可以进行有氧运动，如在家或戴口罩到小区周围散步、慢跑等。一般从每天15分钟逐渐增加至每天45分钟，每周坚持4～5次，形成规律。剖宫产的产妇，应根据自己的身体状况和伤口恢复情况，缓慢增加有氧运动及力量训练。

参考文献

[1] 中国营养学会妇幼营养分会.新冠疫情防控期间妇幼人群居家膳食/喂养指导建议［Z］. 2020.

[2] 中国疾病预防控制中心.新型冠状病毒感染的肺炎公众防护指南[M].北京：人民卫生出版社，2020.

[3] 中华医学会肠外肠内营养学分会（CSPEN）.关于防治新型冠状病毒感染的饮食营养专家建议［Z］. 2020.

[4] 中国营养学会.中国居民膳食指南（2016）[M].北京：人民卫生出版社，2017.

[5] 葛可佑.中国营养科学全书［M］. 北京：人民卫生出版社，2004.

（张琚）

第四章　突发公共卫生事件期间围产期孕产妇安全管理细则

突发公共卫生事件期间，孕产妇和新生儿是防控的重点人群。本章以新型冠状病毒肺炎为例，介绍突发公共卫生事件期间围产期孕产妇安全管理细则。在新型冠状病毒肺炎疫情期间，国家印发了《关于加强新型冠状病毒肺炎疫情防控期间孕产妇疾病救治与安全助产工作的通知》以及《新型冠状病毒感染的肺炎防控知识手册》，有助于坚守母婴安全底线，优先做好孕产妇和新生儿疫情防控工作，落实疫情“早发现、早报告、早隔离、早诊断、早治疗、早控制”原则，保证医院接诊患者的防控安全。

第一节　健康孕产妇的管理

一、指导孕产妇做好防护和孕产期保健

（1）做好疫情防控宣传，通过医院微信公众号、官方网站、短信、电话、视频、宣传手册等方式告知孕产妇在疫情期间的自我防护措施和就诊流程，让孕产妇对疫情期间就医和防护要求做到心中有数，知晓疫情期间对流行病学史要主动上报的重要性，增加依从性，减少因恐惧和担忧而隐瞒流行病学史和接触史，从而影响防控措施的落实。

（2）加强通过线上网络课程方式进行孕产期健康教育课程的讲授。

孕产期健康教育是孕产妇获取自我保健知识的方式之一，孕产妇及其家属对孕期保健、孕期合理营养和分娩体验、新生儿护理及产后康复等知识具有很大的需求，孕产妇所喜爱的授课方式中排名靠前的是网络授课和实践体验授课。在疫情期间，孕产妇的健康教育需求更是多方面的，但由于疫情限制无法进行常规的现场授课活动，打造基于互联网的在线孕产妇健康教育平台、通过网络给予孕产妇正确的保健信息和疫情防控知识是疫情期间也是大数据时代孕产妇学校发展的方向。开通在线孕产妇健康教育平台，可以突破教室人数限制、听课空间和时间限制。选择高水平的师资团队制作课件，利用技术手段，既可解决师资重复劳动问题，又能让孕产妇及其家属反复学习，同时能避免疫情期间在医院等拥挤场地进行现场集体授课存在的聚集性传播的风险，提高宣传受众面和效果，让更多的孕产妇享受到优质的宣教资源。为推进网络授课，医院可以建立“孕妈妈微信群”，通过微信平台对孕产妇进行在线授课；孕妇学校的老师也可以录制一些实践特色小课堂视频课件，如孕期瑜伽、自我胎动监测等上传至在线教育平台，孕产妇在手机端即可反复观看和学习；医院微信公众号可以根据当地孕产妇的年龄结构、文化水平定期推送适合的孕产期保健知识。科普文章以及在线授课的方式让孕产期健康教育覆盖面得以扩大，惠及更多的孕产妇，增加了孕产妇的产前保健技能和产后的康复知识，让孕产妇能轻松愉快地度过孕产期。

（3）加强妊娠风险评估，分类管理孕产妇。

由于疫情的影响，孕妇会存在对就诊时被感染的恐惧和担忧，可能会自行减少产检次数。对于所有孕妇都需要加强妊娠风险评估，进行分类、分级管理。如对于无妊娠并发症的孕妇，妊娠风险评估为“绿色”，可以在保证孕期必要的产检如NT检测、唐氏筛查、大排畸超声后适当减少非时限性产检或延长产检间隔时间；但是对于妊娠风险评估为“黄色”及以上的高危孕妇，建议按期产检或根据病情适当增加产检次数，其中，而对于妊娠风险评估为“橙色”“红色”的孕妇，都需要专案管理，对未按期产检的孕妇需要专人电话追踪，督促孕妇及时进行产检，并告诉孕妇产检的重要性和指导其就医时采取防护措施，减少其顾虑，避免因疫情因素干扰治疗方案、延误疾病救治、增加母婴不良结局的风险。

（4）提供互联网在线心理咨询服务。

突发公共卫生事件会增加人群的焦虑情绪，普通人群在疫情暴发初期出现心理问题的概率可以高达35%。妊娠期妇女由于自身激素水平的改变，本身就是焦虑、抑郁的高风险人群，加之疫情对孕产妇是一种负性刺激，导致孕产妇出现心理问题的概率高于普通人群。孕妇不良的心理状态会使早产、胎儿生长受限的发生风险增加，以及围产儿病死率增加，故应给予孕产妇及时、有效、可行的心理支持，及时干预。

设置有专人值守的心理咨询热线，让孕产妇及其家属可以及时寻求帮助，以解决孕产妇存在的心理问题，减轻焦虑、紧张情绪。同时医院可以组织心理学专家进行在线授课，如“孕产妇心身健康成长课”“正念课堂”“阳光心态与情绪压力管理”等，以帮助孕产妇及其家属减轻心理压力，积极面对突如其来的疫情，做好应对和防护措施。教会孕产妇使用自我心理量表初步评估自己心理状态，出现不能自我调控的情绪时应该积极就医，寻求专业人士的帮助，以免延误病情，对孕产妇及胎儿造成不良影响。

（5）加强预约挂号机制，实行分时段就诊。

医院为公共场所，医护人员及其他就诊患者对于孕产妇来说是疾病传播的高风险人群，医院可提供多种预约挂号方式，严格分时段就诊，有序进行呼叫就诊，严格执行诊断室“一人一就诊”模式等防控措施，以减少孕产妇在医院的停留时间，从而减少孕产妇在医院就诊时发生聚集性感染的风险。

（6）疫情期间暂停择期手术，严格入院指征。

鼓励自然分娩，指导孕妇正确识别和应对临产征兆，及时前往助产机构住院分娩。疫情期间医院应暂停择期手术，对于非急诊手术可适当延期收治。严格入院指征，缩短住院天数。医疗机构如被指定为新型冠状病毒肺炎救治定点医院，应在区域内整合助产机构资源，保证原建档孕妇临产时有对接的助产机构，由原医疗机构对建档孕妇进行统一协调转诊、产检及分娩机构，要及早做出合理安排，并及时通知到人，确保衔接到位。

二、就诊环境管理

（1）产科门诊应相对独立，进出通道与其他科室分开。孕产妇既是正常健康人群，也是免疫力较低的人群，在医院就诊时建议与其他患者分流、分区，减少与其他患者接触，以免造成交叉感染。

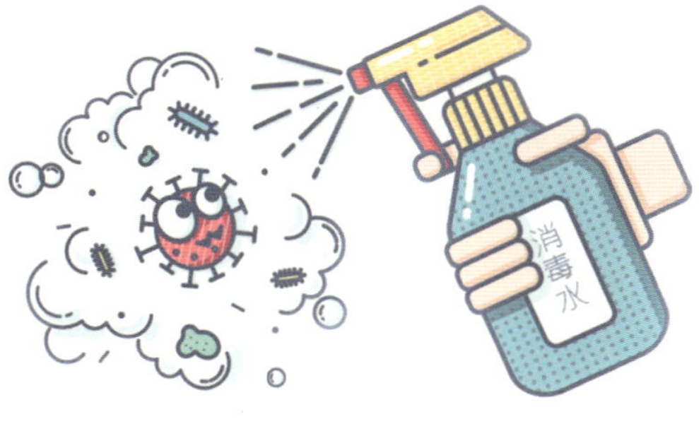

（2）诊断室每日清洁2次，桌面使用含氯制剂擦拭3次。新型冠状病毒传播途径主要是接触传

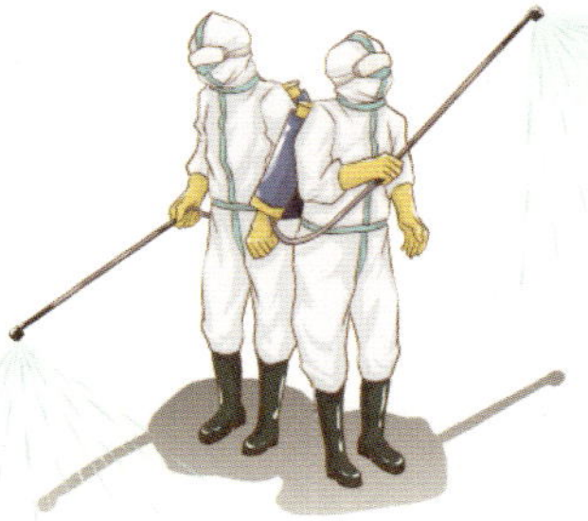

播和飞沫传播，但是在人员密集的密闭环境中也存在气溶胶传播的可能。诊断室每日接待患者数目多，环境相对密闭，除了常规的清洁和擦拭，每日应对桌面、门把手等物体表面使用含氯制剂擦拭，减少接触传播风险。

（3）诊断室应开窗通风。每个诊断室保证只有一个孕妇就诊，接诊一个孕妇后医生应该使用流动水或免洗消毒液清洁双手，减少医院内交叉感染的风险。

（4）候诊区及诊断室走廊每日喷洒消毒剂2次。门诊候诊区为人员聚集区域，应使用含氯制剂喷洒消毒，以减少细菌、病毒的定植。

三、三级预检分诊规范管理

（一）三级预检分诊概念

一级预检分诊：医院门诊区域（工作人员通道、普通门诊通道、发热门诊通道），对所有进入医院区域的人员进行体温检测、流行病学调查，筛查出发热或疑似病例，落实早发现的第一道防线。

负责分诊人员：专职分诊护士、急诊护士、发热门诊护士。

二级预检分诊：各科室门诊分诊区域，详细询问就诊的孕妇及其陪同人员流行病学史，填写《新冠肺炎疫情流行病学史问诊表》，将有接触史或从疫区返回的人员等高风险人群筛查出来，落实早发现、早隔离措施。

负责分诊人员：各科室分诊护士。

三级预检分诊：诊室，医生再次核实患者有无流行病学史和接触史。部分患者可能隐瞒接触史，医生应告知其隐瞒的危害和所需要承担的法律责任，落实防控的第三道防线。

负责分诊人员：出诊医生。

（二）环境要求

（1）一级预检分诊区：在距离门诊大厅2米以外处，使用隔离架设置三通道路线，每个通道应有专人值守。若普通门诊通道人流量大也可以搭建简易帐篷，安装体温监测仪。

（2）二级预检分诊区：在距离分诊台2米以外处，设置入口和出口标识，引导孕产妇及其陪同人员有序进入。

（3）三级预检分诊区：诊室应通风，有醒目的“流行病学询问流程图”。

（三）防护用物准备

（1）门诊大厅：远红外线体温检测仪。

（2）各科室候诊区：分诊台、单包装一次性医用外科口罩、一次性医用帽子、防护面屏、电子体温枪、水银体温计、速干手消毒剂、医用手套、医用酒精、医用消毒湿纸巾、医用垃圾桶、警示牌、疫情问诊告知单、不干胶贴、签字笔、分诊标识、发热患者登记本、宣传资料等。

（3）诊断室：单包装一次性医用外科口罩、速干手消毒剂等。

（四）分诊护士防护规范

（1）穿工装服和隔离衣。

（2）洗手。

（3）戴一次性医用外科口罩，每4小时更换一次。

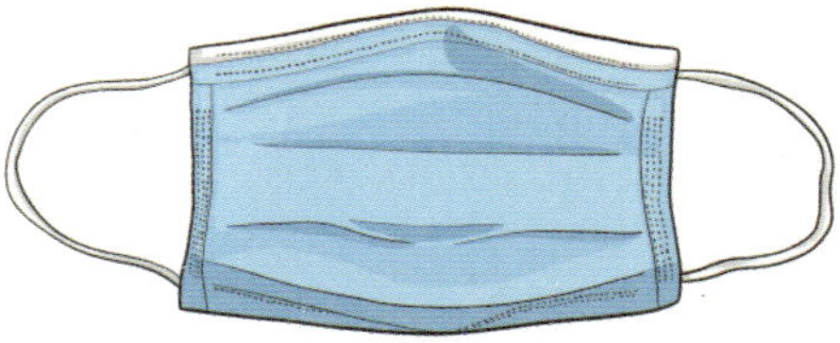

（4）戴一次性医用帽子。

（5）必要时使用防护面屏、护目镜。

（五）分诊流程

（1）按照医院统一规范要求进行三级预检分诊工作。

（2）固定专职护士负责对进入产科候诊区所有孕产妇及其陪同人员进行体温测量和问诊。

（3）请孕产妇填写《新型冠状病毒感染肺炎流行病调查承诺书》。

（4）分诊护士根据体温测量结果和流行病学史询问结果将候诊孕产妇分为三类：无发热正常孕产妇、无发热有流行病学接触史孕产妇、发热疑似孕产妇。

（六）预检分诊人员职责

（1）负责所有进入医院人员的体温检测，确保一人一测全覆盖。

（2）做好新型冠状病毒肺炎流行病学史询问。
（3）筛查出发热患者并及时引导至发热门诊就诊。
（4）做好发热患者信息登记，实施溯源管理。
（5）做好疫情防控宣传工作。

四、孕产妇的分类管理

产科门诊应该重视近期有发热、呼吸道或消化道可疑症状的孕产妇。同时由于新型冠状病毒肺炎潜伏期无症状但有传染性，对于流行病学史的询问，除询问14天内有无有病例报告社区的旅行史或居住史，还应该结合当地疫情暴发的情况进行有针对性的询问，对孕产妇进行分类管理。

（一）无发热正常孕产妇

对经二级预检分诊确认为无发热正常孕产妇者，在孕产妇及其陪同人员右手臂外衣处贴“产科分诊，体温正常”标识，在孕产妇复诊卡和病历上粘贴《新型冠状病毒感染肺炎流行病调查承诺书》，然后引导孕产妇进入产科分诊台进行常规分诊和血压、体重检查后在候诊区候诊，最后，在孕产妇进入诊室后，产科医生应再次询问流行病学史，确认无误后进入常规产检流程，完成本次产检。

（二）无发热有流行病学接触史孕产妇

对于初次询问有疫区接触史者，将孕产妇及其陪同人员隔离在预检分诊区外，告知孕产妇及其陪同人员不能进入候诊区候诊，给孕产妇及其陪同人员戴一次性医用外科口罩，并请孕产妇详细填写《新型冠状病毒感染肺炎流行病调查承诺书》，同时立即汇报门诊高年资医生。将孕产妇引导至预检分诊台侧就座，由副高及以上职称的医生再次对孕产妇流行病学史进行核实，对接触史进行评估，并对其陪同人员进行评估，评估陪同人员是否为医学隔离观察期人员，如陪同人员在医学隔离观察期，应劝其尽快回家隔离，以减少对孕产妇及他人的传播风险，告知其自觉居家隔离的重要性和必要性，登记陪同人员信息并报备。

如孕产妇仅有接触史但无症状，在孕产妇右手臂外衣处贴“产科分诊，体温正常”标识，使用医用酒精给孕产妇双手消毒，指导孕产妇正确佩戴口罩，并在就诊全程监督孕产妇戴口罩。

分诊护士应陪同孕产妇进入产科分诊台进行常规分诊和血压、体重检查，然后进入诊断室，如是孕早期或孕中期，给予胸部X线检查，对孕晚期的孕妇进行胸部CT检查和核酸检查等，无异常再进行常规产检。

完成本次产检后应请孕产妇尽快离开医院，告知其最好不使用公共交通工具，减少在医院的停留时间和与其他人员的接触，同时告知孕产妇自我观察的要点和防护方法。

最后，将孕产妇信息在产科工作群进行报备，住院部做好住院接诊院内感染防控准备。

（三）发热疑似孕产妇

若发现孕产妇体温超过37.3℃，分诊护士应立即让孕产妇及其陪同人员戴上一次性医用外科口罩，并使用水银体温计复查体温，同时汇报当班护理组长和产科医生。核实孕产妇流行病学史，由分诊护士按照医院规定路线将其引导至医院“发热门诊”进一步排查。首诊医生应考虑疑似病例并安置孕产妇单间隔离，医护人员及相关人员均应做好防护。然后立即汇报院内感染科、产科主任、护士长，请医院多学科专家会诊，对孕产妇进行血常规检查、胸部CT检查和咽拭子核酸检测等，会诊后排除者，由分诊护士引导回到产科按照有接触史孕产妇进行产科检查，并纳入发热患者管理，做好登记，按期追踪回访。如会诊后确定为疑似病例，应在2小时内通过网络直报，根据医院收治患者性质决定是否启动院内疫情相关流行病学史分诊应急预案，在确保转运安全的前提下将疑似病例转运至定点医院或病区。

五、住院孕产妇管理规范

（一）住院部收治有流行病学史或接触史孕产妇流程

（1）急诊或常规入院的孕产妇由首诊接诊护士对孕产妇及其陪同人员进行体温测量和询问流行病学史。

（2）若孕产妇有接触史，立即汇报医生，并让孕产妇及其陪同人员戴医用外科口罩。

（3）测量孕产妇体温、询问有无咳嗽等症状，检查其陪同人员体温，询问其是否从疫情流行地区返回本地，应详细询问返回时间、自我观察情况，将孕产妇安置在单人病房，劝其从疫情流行地区返回的陪护人员离开病区、回家自我观察，留一未去过疫情流行地区的人作为陪护人员，并对陪护人员信息进行登记，如实填写《住院患者陪护疫情特殊时期告知书》，发放陪护卡。

（4）如孕产妇有流行病学接触史，入院时立即为孕产妇及其陪同人员发放医用外科口罩并指导其正确佩戴，原则上分配楼层尽头单间进行隔离观察。

（5）当班接待孕产妇的医务人员应采取三级防护。同时上报二线医生、医务部（或总值班）以及院内感染科，由专家小组进行病情评估及处理。

（6）收入院后医疗组长负责向孕产妇及其陪护人员详细告知病毒感染对孕妇本身及胎儿的影响，治疗及药物应用可能带来的潜在致畸风险，同时讨论分娩方式的选择。

（7）住院病房医疗护理相对集中，应选派皮肤黏膜完好、身体及心理素质佳的N2级以上年资的护士护理孕产妇，尽量减少进出孕产妇病房的人员。

（8）将孕产妇信息纳入科室交接班重点内容部分，并告知病区陪护人员、保洁员、外送转运人员做好防护工作。

（9）若孕妇临产或需转运至产房分娩，应提前电话通知产房做好隔离分娩间接诊准备，由病区护士护送孕妇至产房，与产房助产士做好床旁交接班。

（10）需手术者，应于病房内完善术前准备，通过专用通道（手术电梯）转运至手术室，设置“电梯正在消毒”的提醒，防止除该患者及其陪护人员外的人使用电梯。

（11）转运完成后，保洁人员应采用2000～5000mg/L的含氯消毒剂擦拭电梯，密闭大约半小时后再用清水擦拭。

（12）孕妇进入手术室后，接触孕妇的医护人员在操作中应全程进行三级防护。所有医护人员必须严格执行“四点保护计划”，包括佩戴N95级别防护口罩、面罩或眼镜等，接触孕妇时都要穿防护服、戴乳胶手套。

（13）产妇离开手术室后，要对手术间进行消毒处理。

（二）有接触史或疑似感染孕妇自然分娩防控管理流程

1. 产房人员准备

（1）助产士：接到疑似病例或有接触史的孕妇即将入产房待产的通知后，当班助产士应立即通知值班组长，并报告护士长，开启隔离分娩间，悬挂隔离标识牌，将室温调至25℃～28℃，检查相应急救设备，准备接生用具、待产检查物品、接产物品、新生儿窒息复苏物品等，用物准备简洁，为最少使用量，以避免无关物品被污染。

（2）值班组长：通知值班医生对产妇进行再次评估；启动孕妇新型冠状

病毒肺炎产时防护预警，对当班助产士进行评估，选派皮肤黏膜完好、身体及心理素质佳的N2级以上年资的助产士，专人守护孕妇。

（3）保洁人员：准备隔离待产间和隔离分娩间，摆放一次性锐器盒、套好双层黄色医疗废物袋备用的垃圾桶、一次性使用便盆，使用一次性双层床套、一次性双层中单包裹整个产床，准备隔离专用推车。用物准备简洁，为最少使用量，以避免无关物品被污染。

2. 产程及接生规范

（1）待产过程：孕妇入产房后，立即对其进行体温检测，指导其正确洗手，再次询问流行病学史并记录。护理人员穿戴好N95级别防护口罩、一次性医用帽子、一次性手术衣、PVC手套接待孕妇，安排其进入隔离分娩间待产。要做到专人管理、用物专用。待产期间产程观察按照正常产程观察进行，如有特殊情况要及时汇报主管医生。待产过程中继续监测体温，每2小时测量一次并记录，如遇体温≥37.5℃的情况，及时汇报主管医生。待产期间应尽量减少阴道检查等介入性操作，进行操作时应戴防护眼罩或防护面具，护理操作应相对集中进行。避免与疑似感染孕妇的飞沫、血液、羊水、体液和阴道分泌物等直接接触。做好产妇心理安慰工作，减缓其紧张、焦虑情绪。

（2）分娩过程：助产人员穿围裙、高筒防水鞋、防护隔离衣，戴一次性双层无菌手套及N95级别防护口罩，并戴防护眼罩或防护面具，使用一次性产包及传染病专用切开包，无指征则不行会阴侧切以减少创口出血；进行会阴缝合时，保持光线充足，按缝合规范进行缝合，避免助产操作中的针刺伤及锐器伤。提前30分钟通知新生儿科医生到场，以便做好防护准备。

（3）保洁人员：带好N95级别防护口罩、一次性医用帽子、一次性双层无菌手套，协助护理人员安置孕妇。

（4）新生儿防护：新生儿娩头时及时用纱布轻轻擦净其口腔、鼻腔、黏膜等处的血迹、羊水及阴道分泌物。建议对新生儿脐带采取快速断脐操作，特别要注意不要把母血挤向婴儿方。新生儿娩出后立即将其放置于辐射台上，轻抚新生儿背部，诱发呼吸，使其啼哭。脐带结扎，可使用75%乙醇对脐带断端及脐轮部进行消毒。新生儿如有窒息，按照新生儿复苏流程进行，操作人员应采取标准预防措施。间接、直接接触疑似或确诊感染新型冠状病毒者所生新生儿应转入新生儿科隔离病房进行隔离观察，遵医嘱进行喂养观察等处理。

（5）产后观察，护送产妇和新生儿回病区。护理人员应穿一次性手术衣、戴无菌手套、N95级别防护口罩、面罩，按照产后护理常规按摩产妇子宫，观察子宫收缩情况，监测产妇体温及生命体征，进行会阴冲洗及更换产褥垫。产后2小时观察时间结束时若产妇无异常，护士协同保洁人员移动产妇至专用隔离推车上，电话通知母婴病区做好接收新型冠状病毒类产妇相关准备工作，由助产士护送至母婴区进行床旁交接。打包产妇物品交由产妇家属。

（6）终末消毒。接生完毕，对接产器械使用75%乙醇进行初步湿式消毒，将器械放置于双层黄色医疗废物袋内，做好“新冠肺”标识。接生人员接生后应用流动水清洗双手，对自身进行沐浴清洁。如无沐浴设备，应清洗面部和擦拭头发，减少病毒存留的风险。保洁人员穿一次性手术衣、戴双层手套及外科防护口罩，并戴防护眼罩或防护面具，穿高筒防水靴，负责分娩间及用物终末消毒处理，使用双层黄色医疗废物袋放置使用后的床套及布类等复用物品，并做好“感染性”标识，通过分娩间传送窗口送出分娩间；使用双层黄色医疗废物袋放置使用后的一次性医用耗材、臀垫、一次性便盆、锐器盒，做好“感染性”标识后，再做好终末处置。采用2000～5000mg/L的含氯制剂擦拭分娩床、分娩间台面及医疗仪器，密闭分娩间半小时后再用清水擦拭。

（三）有接触史或疑似感染孕妇手术分娩防控管理流程

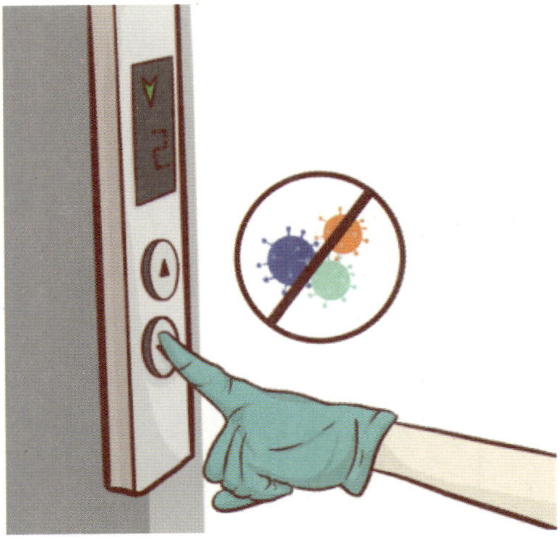

（1）通知手术室做好防护工作，于病房内完善术前准备，通过专用通道将产妇转运至手术室，设置“电梯正在消毒”的提醒，避免其他患者及护工使用。

（2）转运完成后，保洁人员做好个人防护措施，采用2000～5000mg/L的含氯制剂擦拭电梯，密闭半小时后再用清水擦拭。

（3）产妇进入手术室后，需接触患者的医务人员在操作中全程进行三级防护。所有医护人员必须严格执行“四点保护计划”，包括佩戴N95级别防护口罩、面罩、防护服、乳胶手套。

（4）患者离开手术室后，对手术间进行消毒处理。

六、产褥期管理

产褥期管理仍应该是多学科管理。分娩后产科负责关注产妇泌乳、子宫复旧、切口愈后等产科症状处理。成人ICU负责产后内科症状处理和治疗，采取共同管理模式，保证产妇安全。因确诊产妇乳汁中是否存在病毒、母乳喂养是否会导致母婴传播证据不足，所以建议暂停母乳喂养，若产妇病情许可，建议每日定时挤奶，保证泌乳，至产妇隔离结束后方可进行母乳喂养。出院后的产妇应继续进行14天的自我居家观察，并在第2周、第4周、第6周做好防护到医院进行随访和复诊。

（罗晓菊　李灵玲）

第二节　居家隔离孕产妇的管理

一、居家隔离的适用情况

（1）有可疑症状者。

发热、咳嗽、乏力、腹泻、精神差、咽痛、结膜炎、轻度四肢或腰背部肌肉酸痛，有以上症状且符合以下3个条件，可考虑先进行居家隔离，直至体温恢复正常3天以上，且所有症状消失。

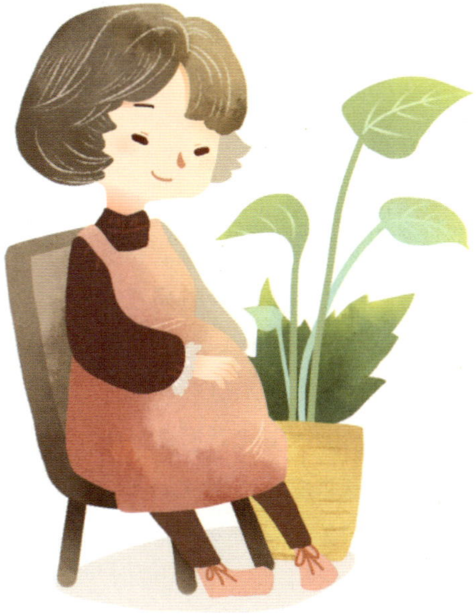

① 位于尚无病例报道的社区；

② 在相应流行传染病的潜伏期内无疾病流行地区旅行史或居住史，也没有与来自疾病流行地区的有可疑症状者的密切接触史；

③ 经咨询医生，家庭环境适宜，最好还有适宜看护患者的家庭成员。

（2）未出现可疑症状的密切接触者。指在相应流行传染病的潜伏期内曾与确诊或高度疑似病例共同生活或工作过的人，包括办公室的同事，同一教室、宿舍的同学，同机、同车的乘客，病毒感染患者的陪护者等。

（3）无其他妊娠并发症等高危因素者。

二、居家隔离孕产妇的保健管理

（一）孕产妇居家隔离观察要求

产科医生和公共卫生工作人员对孕产妇进行评估，如果确定孕产妇符合居家隔离的适用情况，则孕产妇可以在家中隔离观察，并由就近开设有发热门诊的定点医院或当地卫生部门的工作人员监护。孕产妇应该遵循以下隔离要求，直到负责监护的医务人员或当地卫生部门告知孕产妇可以恢复正常活动。

1.隔离观察时间

孕产妇从最后一次与确诊或高度疑似患者密切接触后进行居家隔离并密切监测健康状态的时间，至少应满相应流行传染病的潜伏期。

2.隔离观察的操作方法

为被隔离孕产妇准备体温计、消毒液、口罩、血压计、电子体重秤、宣传册、填写症状的表格，并教会被隔离孕产妇测量体温的方法（医护人员要在距离被隔离孕产妇2米以外处进行讲授，并佩戴一次性医用外科口罩）。每日早晚被隔离孕产妇自行测量体温并填写表格后，将表格放置于室外指定位置。第二天早上由指定观察人员从指定位置统一收集表格，指定观察人员避免直接接触被隔离孕产妇。家庭其他成员也要避免与被隔离孕产妇接触。

3.隔离观察内容

（1）孕产妇的体征和症状（发烧、咳嗽、气促、呼吸困难、咽喉疼痛等），除了教会被隔离孕产妇自我监测以上呼吸道传染病相关症状，还需要密切监测其产科情况，可采取常规自测血压、胎动计数等措施。

（2）如果被隔离孕产妇出现发热、乏力、干咳、鼻塞、流涕、咽痛等任何呼吸道传染病相关症状，则纳入疑似病例管理，尽快联系负责监管的医务人员，由监管人员联系建档医院或定点医院的发热门诊进行检查，尽快明确诊断。

（3）若具有流行病学史的孕产妇出现腹痛、腹胀、阴道流血或流液、头痛、眼花、心悸、胸闷、胎动异常等产科急症，应按以下方式处理：无呼吸道传染病相关症状的孕产妇，需立即到建档医院发热门诊或者急诊科发热隔离区就诊，并同时请产科医生会诊；若同时出现呼吸道传染病相关症状，需立即到建档医院发热门诊或有产儿科救治能力的定点医疗机构的发热门诊就诊，同时请产科医生会诊，并纳入疑似病例管理。

（4）有流行病学史的孕产妇，应在就诊之前佩戴符合防护要求的口罩（医用外科口罩或N95级别防护口罩），并主动将暴露史告知医务人员。同行人员亦需佩戴符合防护要求的口罩。

（二）居家隔离及诊疗的具体措施

1. 居住

（1）被要求隔离孕产妇应居住在通风良好的单人房间，最好配备单独卫生间，并拒绝一切探视和聚会。每天要开窗通风2次，每次30分钟，开窗通风的时间应与家庭其他成员的开窗通风时间错开。

（2）家庭其他成员应住在不同的房间，如果条件不允许，则至少应与被隔离孕产妇间隔1米以上的距离。避免共用家居用品，被隔离孕产妇不应与家里的其他人共用碗碟、杯子、毛巾、床上用品或其他物品。孕产妇使用这些物品后，应用消毒剂对其单独进行洗涤消毒处理。

（3）限制被隔离孕产妇活动区域，尽量减少其与其他家庭成员的共用区域，并确保共用区域比如厨房、卫生间等通风良好，同时家中还要准备带盖的垃圾桶、密封垃圾袋、清理痰液的不透水纸巾、含氯或酒精的消毒湿巾、水杯等日常用品，可准备一些娱乐物品，以使孕产妇放松心情。

2. 饮食

（1）单独用餐、单独碗筷、单独清洗、及时消毒、单独放置。

（2）合理、均衡饮食，选择易消化、吸收的食物。

（3）不食用生冷饮食，远离活禽。

（4）调整饮食行为，做好体重管理。告知被隔离的孕产妇在家每周要自测体重，并教会其计算体重指数，根据体重指数适当控制体重。体重指数（BMI）=体重（kg）/身高^2（m^2）。可根据下表控制体重的增长。

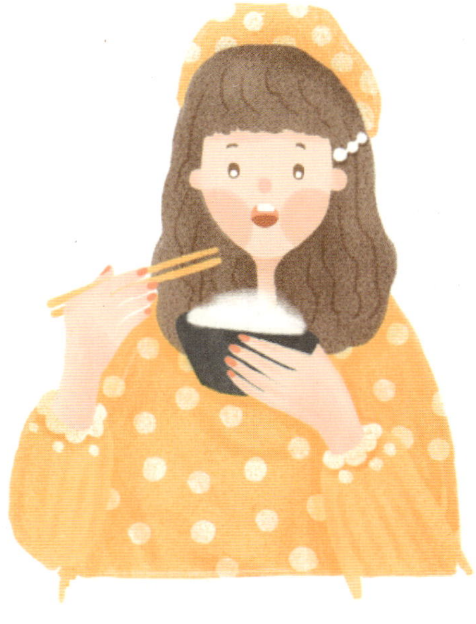

① 单胎孕妇。

孕前BMI（kg/m²）		总体重增长范围（kg）	孕中、晚期的平均体重增长率范围（kg/周）
体重不足	<18.5	12.5 ~ 18.0	0.44 ~ 0.58
标准体重	18.5 ~ 24.9	11.5 ~ 16.0	0.30 ~ 0.50
超重	25.0 ~ 29.9	7.0 ~ 11.5	0.23 ~ 0.33
肥胖	≥30.0	5.0 ~ 9.0	0.17 ~ 0.27

② 双胎孕妇。

孕前BMI（kg/m²）		总体重增长范围（kg）
体重不足	<18.5	暂无推荐范围
标准体重	18.5 ~ 24.9	17.0 ~ 25.0
超重	25.0 ~ 29.9	14.0 ~ 23.0
肥胖	≥30.0	11.0 ~ 19.0

3. 消毒

（1）进入被隔离孕产妇的房间、摸过被隔离孕产妇的用品后都要使用含75%乙醇的洗手液对手进行消毒，避免用未清洗的手触碰眼睛、鼻子和嘴巴。照护人员进入被隔离孕产妇的房间需佩戴口罩，最好佩戴N95级别防护口罩，口罩要紧贴面部，密闭包住口、鼻，佩戴过程中禁止触碰口罩外面。若口罩因分泌物变湿、变脏，必须立即更换。在更换前后要洗手或消毒。

被隔离孕产妇也要经常用洗手液（或肥皂）彻底清洗双手，每次至少20秒。

（2）对于被隔离孕产妇活动的区域每天用稀释的含氯消毒剂擦拭2次，并用稀释的含氯消毒剂冲洗浴室及厕所表面1次。

（3）被隔离孕产妇使用过的碗筷、杯壶可使用56℃热水浸泡30分钟或使用75%乙醇、含氯消毒剂进行消毒。

（4）被隔离孕产妇的衣物、床单、毛巾可进行高温消毒。

（5）对电脑、手机等，可应用75%的酒精棉片擦拭。

4. 出行

（1）除了进行诊疗护理，被隔离孕产妇应该限制出门活动。不要上班、上学或前往公共场所，也不要使用公共交通工具或出租车。

（2）必须外出时，被隔离孕产妇应该规范佩戴口罩。

（3）必须外出时，如果没有洗手液（或肥皂），并且被隔离孕产妇手上没有明显污迹，则可以使用含酒精的手部消毒液进行手消毒。

（4）外出回家后需妥善处理口罩，更换衣物，洗手，清洗面部等暴露部位。外出穿过的衣物应尽快清洗消毒，外套置于空气流通处。

5. 就医

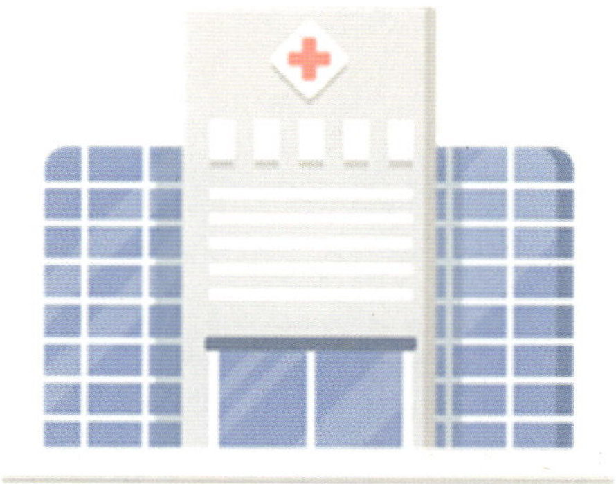

（1）合理选择医疗机构和就诊时间。

① 孕妇如遇突发不适，应就近选择能满足需求的、门诊量较少的医疗机构，优先做必需的、急需的医疗检查和医疗操作，就诊前做好预约和准备工作。

② 产检时应选择开设有发热门诊的建档医院，并提前与建档医院预约产检时间。根据孕妇具体情况，可适当调整产检时间，尽量选择隔离期结束再产检。对有妊娠并发症等高危因素的孕产妇，或有必须尽快进行的检查的，则指导其按时接受产前检查，出现异常情况及时就医。

（2）孕产妇在前往就诊医院前，应联系已安排的定点机构，告知医务人员孕产妇目前情况。被隔离孕产妇要带齐所有的病历资料。若被隔离孕产妇的病历资料放置在接诊医院，该医院的医务人员应提前提取该孕产妇的病历及相关检查资料到产科门诊，并告知被隔离孕产妇及其陪护人员该医院的科室布局、就诊流程、就诊路线及注意事项，尽可能缩短就诊时间。产科门诊尽量创造独立进出通道，达到院内感染防控要求。

（3）在前往医院的路上和医院内，注意防寒保暖，避免感冒，孕产妇与陪同人员均应该全程佩戴医用外科口罩或N95级别防护口罩；可随身携带免洗手消毒液或消毒湿巾，保持手卫生；尽可能保持与他人的距离（至少1米）。接触医院门把手、门帘、医生白大褂等物品后，尽快对手进行消毒，如果不能及时消毒，则要避免手接触口、鼻、眼。

（4）接诊医务人员应进行严格防护，减少不必要的人员接触，就诊后要做好登记工作，待孕产妇隔离期满后追踪被隔离孕产妇情况。

6. 产检

（1）评估孕期高危因素：询问孕妇有无发热、咳嗽、呼吸困难、腹泻等不适，以及胎动、阴道出血、饮食、运动、宫缩的情况；了解孕妇基本情况、孕产史（特别是不良孕产史，如有无流产、早产、死胎以及胎儿畸形或幼儿智力低下）、孕妇及配偶的家族史和遗传病史、生殖道手术史及其他手术史，注意有无妊娠并发症，如慢性高血压、心脏病、糖尿病、肝肾疾病、系统性红斑狼疮、血液病、神经和精神疾病等，及时请相关学科专家会诊，不宜继续妊娠者应告知并及时终止妊娠。

（2）全面体格检查：测量体温、血压、体重、宫高、腹围，进行心肺听诊、胎心率测定。

（3）必要的辅助检查：血常规、尿常规、血型（ABO血型和Rh血型）、肝功能、肾功能等检查；空腹血糖水平检查、HBsAg筛查、梅毒血清抗体筛查、HIV筛查、甲状腺功能检测、地中海贫血筛查、心电图检查等，15～20+6周可行胎儿染色体非整倍母体血清学筛查、12～22+6周可行无创产前基因检查、24～28周可行口服葡萄糖耐量试验。

（4）健康教育及指导：告知流产和预防、胎儿宫内情况的监护、分娩（临产的症状、分娩方式指导、分娩镇痛）、传染病的母婴表现及对母婴的影响等相关知识，进行营养和生活方式的指导，告知有条件者可继续服用含叶酸的复合维生素，以及进行疫情期间的心理指导。

三、医学隔离期间孕妇分娩的管理

（一）收治入院指征

根据孕妇具体情况，适当调整入院时间，尽量选择隔离期结束再入院。若孕妇产程已发作，或有胎儿窘迫、阴道出血多等危及生命安全的情况，需收治入院。

（二）分娩方式的选择

（1）已解除隔离的孕妇按正常孕妇管理。

（2）对尚在隔离期无症状的孕妇：① 可选择阴道分娩；② 根据产科相关

指征决定是否终止妊娠；③ 在分娩过程中，应尽早夹闭和切断脐带，避免母体外周血和羊水进入胎儿体内，减少垂直传播的风险。

（3）在隔离期已经出现相应流行性传染病症状者按确诊患者管理。

（三）分娩前的准备

1.分娩地点的准备

根据医院条件，为产科病房尽可能创造独立进出通道，落实产房、产科、母婴同室院内感染防控要求。若条件允许，尽量在负压隔离产房或手术室分娩。若没有负压隔离产房或手术室，则应在隔离产房分娩。

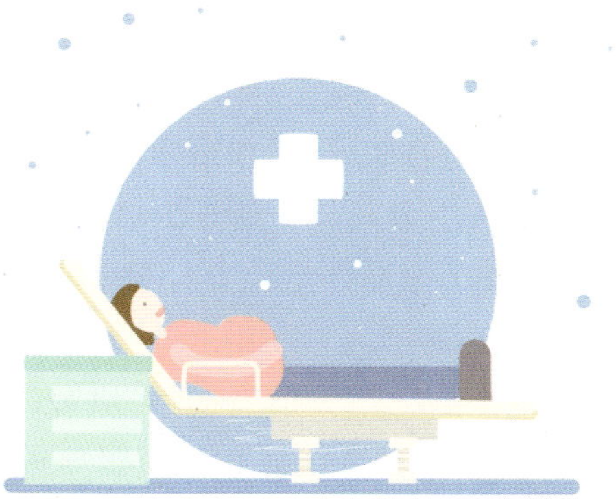

2.人员的准备

安排技术熟练的高年资医师和助产士做好分娩准备，同时需要新生儿科医师做好新生儿复苏准备。

3.预案的准备

详细制订相关物品准备清单以及应急转运交接流程，如紧急剖宫产手术孕产妇转运至手术室的交接通道和流程，与儿科医护人员交接新生儿的交接通道和流程等。

（四）分娩时的防护

（1）已解除隔离的孕妇按正常孕妇管理，注意医务人员的防护，减少不必要的人员接触。

（2）尚在隔离期的无症状孕妇，医务人员要进行严格防护，减少不必要的人员接触，同时新生儿科医生做好抢救新生儿的准备。医护人员穿一次性手术衣，戴防护面屏或防护眼镜及N95级别防护口罩。孕产妇需全程佩戴一次性医用外科口罩。

（3）尚在隔离期的孕妇，出现发热等症状时，除考虑产科相关因素，应按相应流行性传染病感染的孕妇管理，组建多学科小组，包括产科医生、护士、新生儿科医生、感染科医生、呼吸科医生以及麻醉科医生。该小组不负责相应流行性传染病感染的孕妇以外的患者，以免导致医源性感染。

四、医学隔离期间产妇的产褥期管理

（一）住院期间的管理

（1）对于已解除隔离的产妇，按一般产妇管理，每名产妇最多允许1名无感染性疾病接触史的家属陪护，陪护人员需全程佩戴口罩。产后不允许探视。

（2）对于尚在隔离观察期的产妇，产后应入住隔离病房，防护同上一条要求，继续产科方面的观察治疗，同时应注意观察有无其他症状。如出现发热等，在排除产科因素后，应考虑为疑似感染者，并转诊至定点医院，以内科（感染科、ICU、呼吸科）治疗为主；若分娩医院即定点医院，应转至内科隔离病房治疗。如未出现发热等症状，产妇出院后，应在家自我隔离、监测症状至少14天。

（3）产妇未解除隔离前，应对新生儿采用人工喂养，为保证解除隔离后能继续母乳喂养、避免发生乳腺炎，建议产妇在隔离期仍定时排空乳房。

（二）产后访视的安排

（1）新型冠状病毒肺炎流行期间，对已解除隔离的产妇，乡（镇）卫生院或社区卫生服务中心在进行产后访视前应征得产妇和其家属同意，对妊娠风险评估为绿色且产时无高危者，如产妇或其家属拒绝入户访视，可进行电话或视频访视，以了解产妇及新生儿情况，指导其合理饮食，进行卫生消毒，做好健康宣教工作，并如实做好有关记录。若发现异常情况，指导产妇及时就诊。乡（镇）卫生院或社区卫生服务中心相关妇幼工作人员进行入户访视时按照医疗机构内相应流行性传染病感染预防与控制技术要求，做好防护，应按要求配备口罩、手套、免洗手消毒液，使用相关物品前应进行消毒，严格执行《医务人员手卫生规范》相关要求。

（2）对尚在隔离期的产妇，需进行电话或视频访视，了解产妇及新生儿情况，做好健康宣教工作，并如实做好有关记录。若发现异常情况，立即报告县（区、市）疾病预防控制中心和妇幼保健院，县（区、市）妇幼保健院立即报告县（区、市）卫健委，县（区、市）卫健委根据医学隔离观察产妇的具体情况、定点医疗机构及防控转运要求，确定接诊医疗机构，并安排转运被医学隔离观察的产妇。医疗机构产科及相关科室按要求提供相关诊疗服务。

（3）产后访视的内容。

电话或视频访视的时间在产后第3～7天、产后第28天、产后第42天，对高危产妇及新生儿应当酌情增加访视次数。

电话或视频访视的内容包括产妇和新生儿两方面。

① 产妇：了解产妇分娩情况、孕产期有无异常以及诊治过程。询问产妇一般情况，观察其精神状态、面色。了解体温、血压情况以及母乳喂养情况和恶露情况。提供喂养、营养、心理、卫生及避孕方法指导，关注产后抑郁情况。了解有无发热、咳嗽等新型冠状病毒感染的相应症状并提供指导。

② 新生儿：了解新生儿出生、喂养等情况，并了解有无发热、咳嗽等新型冠状病毒感染的相应症状。观察新生儿精神状态、吸吮、哭声、肤色、脐部、臀部及四肢活动等，提供新生儿喂养、护理及预防接种等保健指导。

（李灵玲 王雪）

第三节 疑似或确诊孕产妇的管理与诊治

新型冠状病毒肺炎流行期间，对孕产妇的管理存在特殊性，应制订专门的管理及诊治方案。

一、疑似病例

应结合流行病学史和临床表现综合分析是否为疑似病例。

1. 流行病学史

（1）发病前14天内有有病例报告社区的旅行史或居住史；

（2）发病前14天内与新型冠状病毒感染者（核酸检测阳性者）有接触史；

（3）发病前14天内曾接触过来自有病例报告社区的发热或有呼吸道症状的患者；

（4）聚集性发病。

2. 临床表现

（1）有发热和/或呼吸道症状;

（2）具有新型冠状病毒肺炎影像学特征;

（3）发病早期白细胞总数正常或降低，淋巴细胞计数减少。

有流行病学史中的任何1条，且符合临床表现中任意2条，或无明确流行病学史但符合临床表现中的3条，可判定为疑似病例。

二、确诊病例

疑似病例具备以下病原学证据之一者即可确诊。

（1）实时荧光RT-PCR检测新型冠状病毒核酸阳性;

（2）病毒基因测序，与已知的新型冠状病毒高度同源。

（一）临床分型

1. 轻型

临床症状轻微，影像学未见肺炎表现。

2. 普通型

具有发热、呼吸道症状等，影像学可见肺炎表现。

3. 重型

符合下列任何一条：（1）出现气促，RR≥30次/分;（2）静息状态下，指氧饱和度≤93%;（3）动脉血氧分压（PaO_2）/吸氧浓度（FiO_2）≤300mmHg（1mmHg=0.133kPa），高海拔（海拔超过1000米）地区应根据以下公式对PaO_2/FiO_2进行校正：PaO_2/FiO_2×[大气压（mmHg）/760]。

肺部影像学显示24～48小时内病灶明显进展>50%者按重型管理。

4. 危重型

符合以下情况之一者：

（1）出现呼吸衰竭，且需要机械通气;

（2）出现休克;

（3）合并其他器官功能衰竭需ICU监护治疗。

（二）鉴别诊断

（1）新型冠状病毒感染轻型表现需与其他病毒引起的上呼吸道感染相

鉴别。

（2）新型冠状病毒肺炎主要与流感病毒、腺病毒、呼吸道合胞病毒等其他已知病毒引起的肺炎及肺炎支原体感染相鉴别，尤其是对疑似病例要尽可能采取包括快速抗原检测和多重PCR核酸检测等方法，对常见呼吸道病原体进行检测。

（3）还要与非感染性疾病，如血管炎、皮肌炎和机化性肺炎等相鉴别。

三、病例的发现与报告

各级各类医疗机构的医务人员发现符合病例定义的疑似病例后，应当立即进行单人间隔离治疗，经院内专家会诊或主诊医师会诊后，仍考虑为疑似病例，应在2小时内进行网络直报，并采集标本进行新型冠状病毒核酸检测，同时在确保转运安全前提下立即将疑似病例转运至定点医院。与新型冠状病毒感染者有密切接触的患者，即便常见呼吸道病原检测阳性，也建议及时进行新型冠状病毒病原学检测。

四、治疗

（一）治疗场所

（1）疑似及确诊病例应在具备有效隔离条件和防护条件的定点医院隔离治疗，疑似病例应单人单间隔离治疗，确诊病例可多人收治在同一病室。

（2）由感染科、产科、ICU等相关科室共同管理。

（3）危重型病例应当尽早收入ICU治疗。

（二）治疗方案

1. 轻症

抗病毒：建议使用FDA妊娠安全等级C类药物，尽量避免使用D类药物，可使用洛匹那韦/利托那韦（每粒200mg/50mg）2粒，每日2次，疗程不超过10日。

抗生素：避免盲目或不恰当使用抗菌药物，尤其是联合使用广谱抗菌药物。

2. 重症

如孕周<28周，以感染科治疗为主，经积极治疗得以控制者，可继续妊

娠；如病情进展快速，则促肺治疗后尽快终止妊娠；如已足月，应尽快终止妊娠。

3．危重症。

肺炎治疗原则同感染科治疗，给予吸氧，并动态观察胎儿情况。当病情严重时应以孕妇生命安全为先，由产科、感染科、ICU会诊决定药物使用，并决定终止妊娠时机。向患者及其家属详细告知病毒感染对患者、胎儿的影响，治疗及药物应用可能带来的潜在致畸风险，同时讨论分娩方式的选择。

（三）终止妊娠

（1）妊娠合并新型冠状病毒肺炎病情发展迅速，应由多学科团队诊疗，终止妊娠需产科、麻醉科、手术室、呼吸科、感染科、新生儿科、院内感染科、医务处共同参与，孕产妇肺部状况主要由内科医务人员治疗，终止妊娠由产科人员决策处理，新生儿由新生儿科医生处理。

（2）终止妊娠指征及方式。

① 病情轻，宫颈条件好，可选择阴道分娩。

② 手术终止妊娠指征：胎儿窘迫；病情控制不理想，产妇呼吸困难（呼吸频率增快，≥30次/分），无给氧条件，氧饱和度<93%，胸部CT检查提示大面积病毒性肺炎或48小时内病灶进展>50%，不应因呼吸困难而耽误手术；临产但短时间内无法分娩。

③ 在分娩过程中，应尽早夹闭和切断脐带，避免母体外周血和羊水进入胎儿体内，减少垂直传播的风险。

④ 麻醉方式：连续硬膜外麻醉或全麻。

⑤ 术中注意事项：术中注意患者血氧饱和度，建议桡动脉穿刺置管进行监测；胎儿娩出后尽早使用缩宫素等促进子宫收缩的药物，对有心功能不全者慎用前列腺素制剂。

（3）新生儿处置。

① 产科与新生儿科保持沟通，如产前发现疑似病例，通知新生儿科，告知高危产妇信息。

② 产科如产时发现产妇为疑似病例，应提前呼叫新生儿科医生，使其有充足时间穿戴防护装备。在产房进行复苏准备时，新生儿科医生进入前应做好全面防护（包括佩戴一次性医用帽子、护目镜、防护服、手套和N95级别防护口罩或者医用外科口罩等）。

③ 若由于孕妇高热及低氧血症，胎儿发生宫内窘迫、早产风险增加，应

严密监护新生儿，转诊新生儿需做好隔离防护。

④ 新生儿建议隔离10～14天，产妇未愈前，不给予母乳喂养。

⑤ 终止妊娠后，根据呼吸科、感染科意见治疗产妇。

⑥ 心理疏导。产妇常存在焦虑、恐惧情绪，应当加强心理疏导。

⑦ 母乳喂养。目前不确定新型冠状病毒是否会通过胎盘垂直传播或者通过母乳喂养传播，所以新生儿出生后应立即隔离至少14天，在此期间不推荐母乳喂养，建议产妇定期挤出乳汁弃掉，保证泌乳，直到排除疑似或治愈新型冠状病毒肺炎后方可母乳喂养。

五、分娩后重型、危重型病例的治疗

（一）治疗原则

在对症治疗的基础上，积极防治并发症，治疗基础疾病，预防继发感染，及时进行器官功能支持。

（二）呼吸支持

（1）氧疗。重型患者应当接受鼻导管或面罩吸氧，并及时评估呼吸窘迫和/或低氧血症是否缓解。

（2）高流量鼻导管氧疗或无创机械通气。当患者接受标准氧疗后呼吸窘迫和/或低氧血症无法缓解时，可考虑使用高流量鼻导管氧疗或无创机械通气。若短时间（1～2小时）内病情无改善甚至出现恶化，应当及时进行气管插管和有创机械通气。

（3）有创机械通气。采用肺保护性通气策略，即小潮气量（6～8mL/kg理想体重）和低水平气道平台压力（30cmH_2O）进行机械通气，以减少呼吸机相关肺损伤。在保证气道平台压力＜35cmH_2O时，可适当采用高PEEP，保持气道温化、湿化，避免长时间镇静，早期唤醒患者并进行肺康复治疗。较多患者存在人机不同步，应当及时使用镇静剂以及肌松剂。根据气道分泌物情况决定是否选择密闭式吸痰，必要时行支气管镜检查并采取相应治疗。

（4）挽救治疗：对于严重急性呼吸窘迫综合征患者，建议进行肺复张。在人力资源充足的情况下，每天应当进行12小时以上的俯卧位机械通气。俯卧位机械通气效果不佳者，若条件允许，应当尽快考虑体外膜肺氧合（ECMO）治疗。其相关指征：① 在FiO_2>90%时，氧合指数小于50mmHg，持续3～4小时；② 气道平台压力<35cmH_2O。单纯呼吸衰竭患者，首选VV-ECMO模式；若需要循环支持，则选用VA-ECMO模式。在基础疾病得以控制，心肺功能有恢复迹象时，可开始撤机试验。

（三）循环支持

在充分液体复苏的基础上，改善微循环，使用血管活性药物，密切监测患者血压、心率和尿量的变化，以及动脉血气分析中乳酸和碱剩余，必要时进行无创或有创血流动力学监测，如超声多普勒法、超声心动图、有创血压或持续心排血量（PiCCO）监测。在救治过程中，注意液体平衡，避免过量和不足。

如果发现患者心率突然增加大于基础值的20%或血压下降大于基础值的20%以上，同时有皮肤灌注不足和尿量减少等表现，应密切观察患者是否存在脓毒症休克、消化道出血或心功能衰竭等情况。

（四）肾替代治疗

对危重型患者的肾功能损伤应积极寻找导致肾功能损伤的原因，如低灌注量和药物等因素。对于肾功能衰竭患者的治疗应注重体液平衡、酸碱平衡和电解质平衡，在营养支持治疗方面应注意氮平衡、热量和微量元素等的补充。重型患者可选择连续性肾替代治疗（continuous renal replacement therapy，CRRT）。其指征包括：① 高钾血症；② 酸中毒；③ 肺水肿或水负荷过重；④ 多器官功能不全。

（五）康复者血浆治疗

康复者血浆治疗适用于病情进展较快的重型和危重型患者。

（六）血液净化治疗

血液净化系统包括血浆置换、吸附、灌流、血液/血浆滤过等，能清除炎症因子，阻断“细胞因子风暴”，从而减轻炎症反应对机体的损伤，可用于重型、危重型患者细胞因子风暴早中期的救治。

（七）免疫治疗

对于双肺广泛病变者及重型患者，且实验室检测IL-6水平升高者，可试用托珠单抗治疗。首次剂量4～8mg/kg，推荐剂量为400mg，用0.9%氯化钠溶液稀释至100mL，输注时间大于1小时；首次用药疗效不佳者，可在12小时后追加一次（剂量同前），累计给药次数最多2次，单次最大剂量不超过800mg。使用过程中要注意过敏反应，有结核等活动性感染者禁用。

（八）其他治疗

对于氧合指标进行性恶化、影像学进展迅速、机体炎症反应过度激活的患者，酌情短期内（3~5日）使用糖皮质激素，建议每日剂量不超过相当于每日甲泼尼龙1~2mg/kg，应当注意较大剂量糖皮质激素由于免疫抑制作用，会延缓对新型冠状病毒的清除；可静脉给予血必净100mL，每日2次；可使用肠道微生态调节剂，维持肠道微环境平衡，预防继发细菌感染。危重型病例可酌情考虑给予静脉滴注丙种球蛋白。重型或危重型新型冠状病毒肺炎的孕妇应积极终止妊娠，剖宫产为首选。

六、出院标准和出院后注意事项

（一）出院标准

（1）体温恢复正常3日以上；

（2）呼吸道症状明显好转；

（3）肺部影像学显示急性渗出性病变明显改善；

（4）连续两次痰液、鼻咽拭子等呼吸道标本核酸检测阴性（采样时间至少间隔24小时）。

满足以上条件者可出院。

（二）出院后注意事项

（1）定点医院要做好与患者居住地基层医疗机构间的联系，共享病历资料，及时将出院患者信息推送至患者辖区或居住地居委会和基层医疗卫生机构。

（2）患者出院后，建议继续进行14天的隔离管理和健康状况监测，佩戴口罩，有条件的应居住在通风良好的单人房间，减少与家人的密切接触，分餐饮食，做好手卫生，避免外出活动。

（3）建议在出院后第2周和第4周到医院随访、复诊。

七、研究现状及研究方向

1. 新型冠状病毒肺炎流行期间孕妇的妊娠结局分析

张露等在《中华妇产科杂志》发表的研究回顾性对比了16例妊娠合并新型冠状病毒肺炎孕妇与45例未合并新型冠状病毒肺炎孕妇的妊娠结局，同时对10例新型冠状病毒肺炎孕妇分娩的新生儿实验室检查、影像学检查及新型冠状病毒核酸检查结果进行分析。结果显示：（1）16例妊娠合并新型冠状病毒肺炎孕妇中普通型15例、重型1例，目前尚无1例进展为危重型肺炎。两组孕妇的分娩方式均为剖宫产分娩，分娩孕周分别为（38.7 ± 1.4）周、（37.9 ± 1.6）周，两组比较，差异无统计学意义（$P>0.05$）。分别比较两组孕妇的术中出血量、新生儿出生体重，差异均无统计学意义（P均>0.05）。（2）收集到的10例新型冠状病毒感染孕妇分娩的新生儿均未感染新型冠状病毒。两组在胎儿窘迫、羊水粪染、早产、新生儿窒息方面分别比较，差异均无统计学意义（P均>0.05）。（3）新型冠状病毒感染的孕妇剖宫产中因子宫收缩乏力使用卡贝缩宫素或卡前列腺素氨丁三醇数量[（1.3 ± 0.6）支]多于未合并新型冠状病毒感染的孕妇[（0.5 ± 0.7）支]，两者比较，差异有统计学意义（$P=0.001$）。结论：在有产科手术指征或孕妇新型冠状病毒感染病情危重的情况下，适时终止妊娠不会增加新生儿窒息及早产的风险，而且有利于产妇肺炎病情的治疗及康复；术中预防性使用长效宫缩剂可减少产后出血的发生；妊娠合并新型冠状病毒肺炎孕妇分娩的新生儿未发现新型冠状病毒感染。

2. 新型冠状病毒感染孕妇终止妊娠时机及方式的评估需更严谨

《妊娠期与产褥期新型冠状病毒感染专家建议》中提出，新型冠状病毒感染不是终止妊娠的指征，是否终止妊娠取决于孕妇的疾病状况、孕周及胎儿情况；分娩选择阴道分娩安全还是剖宫产更安全，目前尚无定论；建议分娩尽量在负压隔离病房或负压手术室进行。漆洪波等认为，对于轻型或普通型新型冠状病毒感染的孕妇是否应适度提前终止妊娠，仍待商榷，但在疫情严峻的特殊情况下，妊娠32～34周以后及时终止妊娠可能有益于孕产妇后续的治疗及其安全。刘兴会教授总结产科专家的共识后提出，终止妊娠需根据孕妇的病情，依照母亲安全性的原则，同时需多学科的讨论，结合重症医学专家的意见处理。妊娠合并新型冠状病毒肺炎孕妇的终止妊娠指征仍应以产科处理原则为主，新型冠状病毒肺炎治疗不理想或病情危重可适当放宽终止妊娠的指征，阴道分娩应在负压分娩间进行，剖宫产术应在负压手术室进行。既往1项对军团菌肺炎诱发急性呼吸窘迫综合征病例的研究发现，及时的经验性抗生素治疗、剖宫产可能有助于缓解孕妇呼吸困难的症状，建议终止妊娠的方式首选剖宫产，以减小分娩过程中时间过长和屏气用力时孕妇的心肺负荷。

3. 新型冠状病毒感染孕妇剖宫产利弊

剖宫产手术虽然会造成新型冠状病毒肺炎孕妇的手术应激，但并不会对其造成明显的不良影响，剖宫产手术后经过更有效的抗病毒性肺炎治疗，新型冠状病毒肺炎孕妇并未出现肺炎病情的恶化。虽然早期隔离并给予药物治疗后进展为重症肺炎的可能性较小，但仍应提高警惕，重视对新型冠状病毒肺炎孕妇的监护及治疗，对有产科手术指征或孕妇肺炎病情危重情况的，应及时终止妊娠，尽早避免病情向重型及危重型发展，同时，需要产科、呼吸科、麻醉科、新生儿科、感染科及重症医学科等多学科协作管理，共同保障母婴安全。

4. 新型冠状病毒感染孕妇是否存在宫内垂直传播风险?

由于新型冠状病毒是一种新发现的病毒，目前仅有的少数病例研究报告中，并未发现母婴传播的确切证据，而新型冠状病毒肺炎对胎儿及新生儿的近远期健康是否有影响，也尚未知晓。

5. 研究宫内传播的意义是什么?

目前关于孕晚期合并新型冠状病毒肺炎病例的研究已经有数篇报道，在已分娩的病例中，均未发现新生儿感染。这些病例在孕晚期确诊后，因不明确孕妇患新型冠状病毒肺炎对胎儿结局的影响，均在入院后尽早终止妊娠。考虑没有发生宫内传播，不排除孕妇感染后的病程较短，尚未影响胎儿的可能。

妊娠早期或中期患新型冠状病毒肺炎与孕晚期相比，对围产儿的影响可能不同。目前妊娠早期、中期感染孕妇治愈后，大多数仍继续妊娠，是否会增加先天畸形、胎儿生长受限、早产等的发生风险，需要临床随诊观察。而新型冠状病毒肺炎患者感染之初的严重程度，以及体内的病毒载量、存在时间对胎儿宫内发育，甚至出生后的健康是否造成近远期的不良影响及其严重程度，仍需进一步密切关注。既往对某些病毒的研究显示，不同妊娠时期的感染，对胎儿的影响存在很大差异，如风疹病毒感染若发生在孕早期，则胎儿感染率可高达90%，胎儿致畸率也较高，而孕晚期感染对胎儿几乎没有明显影响。

因此，有必要对不同妊娠时期新型冠状病毒肺炎孕妇的胎儿或新生儿的近远期转归等问题进行深入的科学探讨。

6. 如何判定是否为宫内传播？

经典的宫内传播是病原微生物通过胎盘传播，但病毒种类不同，传播方式也不尽相同。判定宫内传播，需在分娩即刻和无菌环境中，取胎盘、羊水、脐血及新生儿鼻咽拭子、外周血等标本进行检测。

目前研究认为，新型冠状病毒通过表面的S–糖蛋白与细胞表面的受体ACE2结合，从而进入细胞引起感染。Zheng等的研究显示，胎盘各种细胞中ACE2表达量很低，进一步为新型冠状病毒可能不存在宫内传播的结论提供了理论依据。陈烁等也报告了3例孕晚期产妇的胎盘病理学分析，该3例产妇中的2例为新型冠状病毒核酸阳性确诊病例，1例为临床确诊病例，新生儿出生后咽拭子新型冠状病毒核酸检测均为阴性，胎盘病理学分析提示胎盘组织缺乏病毒感染相关形态学改变，最终结论与前述研究一致，不支持新型冠状病毒经胎盘途径进行宫内传播的说法。

另外一种可能的宫内传播途径是病毒经阴道上行进入宫腔后感染胎儿。因此，对于孕早期、中期感染的孕妇，尤其是重症感染者，可留取阴道分泌物、羊水等进行病原学检测，以确定或排除这一途径引发的宫内传播。

在研究宫内传播问题时，只有正确地获得必需的标本，并进行规范的检测，才能最终得到宫内传播存在与否的科学证据。

7. 疫情期间甚至结束后，还能进行哪些相关研究？

随着公众防护意识进一步加强，孕产妇这一特殊群体的新发病例可能会越来越少，但科研无处不在，围产领域仍有很多值得探讨的方面，比如：

（1）孕早期和孕中期确诊的新型冠状病毒肺炎孕妇继续妊娠，分娩后将会提供更多的关于垂直传播的证据。（2）在孕产妇病例数不多的情况下，建议开展多中心研究，得出更有说服力的科学结论。（3）在有条件的情况下，开展相关的基础研究，明确病毒对母婴的影响机制。

参考文献

[1] Qiao J. What are the risks of COVID-19 infection in pregnant women? [J]. The Lancet，2020，395（10226）：760-762.

[2] Zhu H P，Wang L，Fang C Z，et al. Clinical analysis of 10 neonates born to mothers with 2019-nCoV pneumonia [J]. Translational Pediatrics，2020，9（1）：51-60.

[3] World Health Organization. Home care for patients with suspected novel coronavirus （nCoV） infection presenting with mild symptoms and management of contacts [Z]. 2020.

[4] Chen H J，Guo J J，Wang C，et al. Clinical characteristics and intrauterine vertical transmission potential of COVID-19 infection in nine pregnant women: a retrospective review of medical records [J]. The Lancet，2020，395（10226）：809-815.

[5] 姚莉，王菁，赵晶晶,等.孕晚期合并无症状新型冠状病毒感染一例[J/].中华围产医学杂志，2020，23（3）：169-171.

[6] 周仁彬，陈益香，林创兴，等.无症状伴肺部影像学改变的新型冠状病毒感染孕妇一例 [J/OL]. 中华围产医学杂志，2020，23.

[7] 庄思颖，郭娟娟，曹羽明，等. 围产期新型冠状病毒感染一例[J]. 中华围产医学杂志，2020，23（2）：85-90.

[8] Cunningham F G，Leveno K J，Bloom S，et al. Williams Obstetrics [M]. 25th ed. New York：McGraw-Hill Education /Medical，2018.

[9] Zheng Q L，Duan T，Jin L P. Single-cell RNA expression profiling of ACE2 and AXL in the human maternal-fetal interface [J]. Reproductive and Developmental Medicine，2020，4（1）：7-10.

[10] 陈烁，黄博，罗丹菊，等. 新型冠状病毒感染孕妇三例临床特点及胎盘病理学分析 [J]. 中华病理学杂志，2020，49（5）：418-423.

[11] Guan W J，Ni Z Y，Hu Y，et al. Clinical characteristics of coronavirus disease 2019 in China [J]. The New England Journal of Medicine，2020，382（18）：1708-1720.

[12] 中国疾病预防控制中心新型冠状病毒肺炎应急响应机制流行病学组. 新型冠状病毒肺炎流行病学特征分析 [J]. 中华流行病学杂志，2020，41（2）：145-151.

[13] 中国医师协会妇产科医师分会母胎医师专业委员会，中华医学会妇产科分会产科学组，中华医学会围产医学分会，等. 妊娠期与产褥期新型冠状病毒感染专家建议［J］. 中华围产医学杂志，2020，23（2）：73–79.

[14] 张露，江燕，魏敏，等. 湖北地区新型冠状病毒肺炎流行期间孕妇的妊娠结局分析［J］. 中华妇产科杂志，2020（3）：166–171.

（谢艳华　王扬　陈晓琴）

第五章　突发公共卫生事件期间新生儿安全管理细则

本章以新型冠状病毒肺炎为例，介绍突发公共卫生事件期间新生儿安全管理细则。

第一节　突发公共卫生事件期间疑似或确诊孕妇所生新生儿安全管理

一、产前管理

加强产科、新生儿科合作，进行产前咨询。对产妇及其接触人员进行流行病学的相关询问，避免出现遗漏。加强产科及新生儿科会诊，新型冠状病毒肺炎不是终止妊娠的指征，终止妊娠时机及分娩方式由产科医生主导，新生儿科医生参与会诊，具体根据母体的疾病状况、孕周以及宫内胎儿的情况而定。

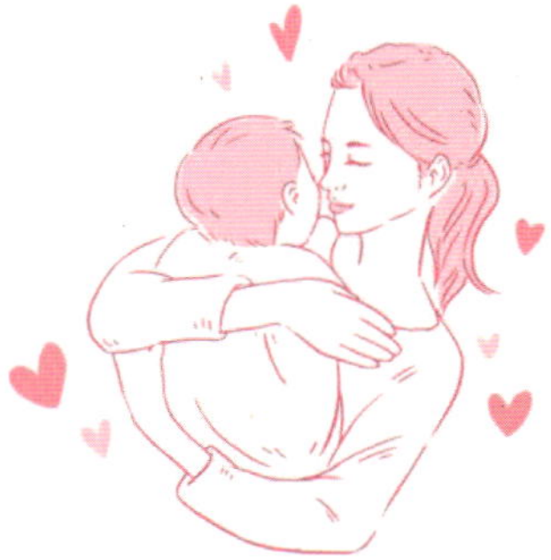

二、产时管理

（一）相关准备

（1）复苏物品及人员准备。复苏物品按照《中国新生儿复苏指南（2016

年北京修订）》要求进行准备。疑似或确诊新型冠状病毒肺炎的产妇分娩，产科应提前不少于30min通知新生儿科医生到产房或手术室，以便有充足时间完成防护装置穿戴，并准备复苏设备、器材。

（2）复苏原则。排除产妇相关流行病学接触史，按照《中国新生儿复苏指南（2016年北京修订）》要求进行新生儿复苏。考虑到确诊产妇所生新生儿可能为新型冠状病毒感染，以及考虑到存在气溶胶传播的可能性，建议在复苏疑似或确诊新型冠状病毒肺炎产妇分娩新生儿时尽量减少气道吸引。遇羊水三度粪染、判断新生儿无活力时，也不主张进行气管插管吸引胎粪，而是首选正压通气进行新生儿复苏。

（二）复苏人员防护措施

（1）对疑似新型冠状病毒肺炎产妇产房或手术室分娩新生儿进行复苏时，医务人员应该执行二级防护措施：戴N95级别防护口罩、一次性医用帽子、护目镜、橡胶手套，穿工作服、隔离服、防护服，必要时穿连体防护服。

（2）对确诊新型冠状病毒肺炎产妇产房或手术室分娩新生儿进行复苏时，医务人员执行三级防护措施：在二级防护措施基础上加穿连体防护服，戴面屏、头盔。

（三）复苏后处理

娩出的新生儿由新生儿科医生按照复苏原则复苏后，进行初步体格检查，初步体格检查后根据不同的情况给予转诊。

三、产后管理

（一）疑似新型冠状病毒肺炎产妇分娩的新生儿管理

（1）一般情况良好：疑似新型冠状病毒肺炎产妇分娩的新生儿一般情况良好可转入新生儿隔离留观病区，新生儿应安置于婴儿暖箱中并实施隔离措施，不宜安置于开放式辐射台。随后若产妇连续2次新型冠状病毒核酸检测阴性（至少间隔24小时），可母婴同室或居家护理。若产妇新型冠状病毒核酸检测阳性，新生儿需转入新生儿隔离观察病区。

（2）一般情况欠佳：新生儿反应欠佳、呼吸困难、发热等，或产妇存在其他疾病等，则将新生儿转入新生儿隔离观察病区进行医学观察和诊疗。新生儿需安置于婴儿暖箱中并实施隔离措施，不宜安置于开放式辐射台。如新生儿一般情况好转，可转入新生儿隔离留观病区，随后若产妇连续2次新型冠状病毒核酸检测阴性（至少间隔24小时），可母婴同室或居家护理。如果病情加重，出现重症临床表现则应及时转至新型冠状病毒肺炎防控定点医院新生儿隔离诊治病区进一步诊治。

（3）重症临床表现：如有重症临床表现应及时转至新型冠状病毒肺炎防控定点医院新生儿隔离诊治病区进一步诊治。

（二）确诊新型冠状病毒肺炎产妇分娩的新生儿管理

（1）一般情况良好：若确诊新型冠状病毒肺炎产妇分娩的新生儿一般情况良好，需转入新生儿隔离观察病区进行医学观察和诊疗。隔离观察或诊疗期限需在14天以上。达此期限一般情况良好者，若母亲解除隔离，患儿亦可解除隔离；若母亲仍在隔离，新生儿可出院居家护理。在此期间建议有条件的医疗机构常规采集新生儿的咽拭子、痰液、下呼吸道分泌物、血液等标本行新型冠状病毒核酸检测，结果供临床参考。隔离观察或诊疗期间出现重症临床表现应及时转至新型冠状病毒肺炎防控定点医院新生儿隔离诊治病区进一步诊治。

（2）重症临床表现：若确诊新型冠状病毒肺炎产妇分娩的新生儿有重症临床表现，应及时转至新型冠状病毒肺炎防控定点医院新生儿隔离诊治病区进一步诊治。

四、新生儿居家管理

（一）居家环境准备

（1）房间准备：应住在通风良好的单人房间，最好配备单独的卫生间。应注意房间定时对流通风，上午、下午各一次，每次30min。房间内设置套有塑料袋并加盖的专用垃圾桶。生活用品实行专人专用，单独洗涤、消毒处理。

（2）家庭预防性物品消毒：消毒对象包括地面、墙壁、门把手、桌椅家具台面、婴儿床、新生儿奶具、毛巾、衣服、被褥，以及卫生间等。台面、墙壁、门把手、婴儿床等新生儿日常可能接触的表面，用250～500mg/L的含氯消毒剂擦拭，然后用清水洗净，每天至少一次；地面每天用250～500mg/L的含氯消毒剂进行湿式拖地；日常的织物（如毛巾、衣物、被褥等）用250～500mg/L的含氯消毒剂浸泡1小时，或煮沸15min消毒。对耐热的物品，如奶瓶、奶嘴等可煮沸15 min消毒。

（二）居家人员准备

家庭照护人员应该相对固定，尽量减少照护人员。家庭成员要了解新型冠状病毒肺炎的防护知识，知晓新生儿居家隔离措施、家庭护理及观察要点。

（1）正确进行手卫生。接触新生儿前后或接触隔离房间内任何物品后须洗手。

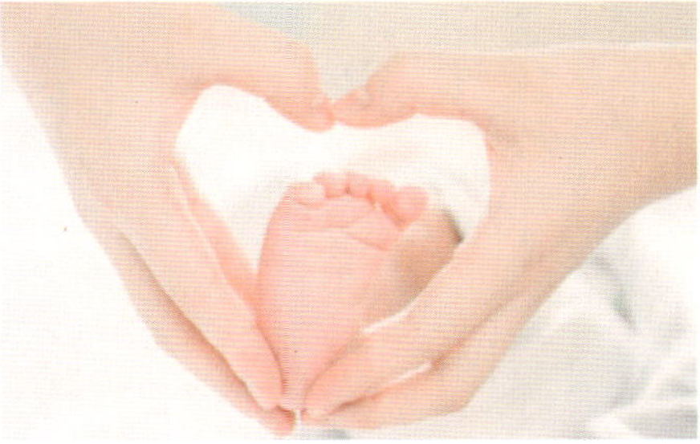

（2）正确佩戴口罩。照护人员需佩戴口罩，最好佩戴N95级别防护口罩，口罩要紧贴面部，佩戴过程中禁止触碰和调整。若口罩因分泌物变湿、变脏，必须立即更换。在更换前后要洗手或消毒。

（3）正确使用手套。避免直接接触新生儿的血液、体液和分泌物（如唾液、呕吐物、尿液或大便等）。接触新生儿以及清理新生儿分泌物污染的物体前须戴好一次性橡胶手套。戴手套前、脱手套后要洗手或消毒。

（4）正确使用防水布衣服。避免新生儿的血液、体液和分泌物（如唾液、呕吐物、尿液或大便等）污染衣服，接触新生儿及清理新生儿分泌物污染的物体前应穿好防水布衣服。

（5）物品专用。避免共用牙刷、餐具、饭菜、饮料、毛巾、浴巾、床单等。使用后的餐具用洗涤剂清洗后，再用水煮沸30min消毒。

（三）家庭观察

居家隔离期间，照护人员在做好自我防护的同时，要密切观察新生儿的症状，并尽可能做好记录

（1）一般情况的观察。观察新生儿的精神状况，有无反应差、少哭、少吃、少动现象及大小便情况等，并做好记录。

（2）症状观察。每天早晚给新生儿测体温1次并记录，观察新生儿有无呼吸道症状如咳嗽、呼吸加快、呼吸费力、呼吸暂停或发绀等，并做好记录。

（3）新生儿至少隔离14天。由于新生儿的临床表现缺乏特异性，如出现发热、咳嗽、呼吸困难、精神反应差、吃奶差、反复呕吐等症状应及时到定点医院就诊。

（四）废弃物处置

用过的口罩、手套、纸巾、尿片等须放置到专用垃圾桶，每天清理，清理前用500～1000mg/L的含氯消毒剂喷洒或浇洒至完全湿润，然后扎紧塑料袋口处置。

第二节　患病新生儿安全管理

一、诊断

新生儿感染后临床表现可能会和成人相似，表现为无症状感染、轻症感染和重症感染。新生儿尤其是早产儿的症状表现可能更为隐匿，不具有特异性，需要仔细观察与甄别。潜伏期一般为3～7天，最长一般不超过14天。确诊感染需要在上呼吸道标本（咽拭子、鼻拭子）或者下呼吸道标本（痰液、肺泡灌洗液、气管插管吸取分泌物）中检测出新型冠状病毒核酸或者病毒基因测序显示与已知的新型冠状病毒高度同源。

（一）高危新生儿的排查及处理

（1）排查对象：具有以下情形之一的新生儿均要进行排查。1）孕产妇为确诊或高度疑似感染者；2）孕产妇密切接触人员为确诊或高度疑似感染者；3）新生儿出生后家庭照护人员中有确诊或高度疑似感染者。

（2）排查内容：产妇/新生儿流行病学史。1）发病前14天内有无有病例持续传播地区的旅行史或居住史；2）发病前14天内是否接触过来自有病例持续传播地区的发热或有呼吸道症状的患者；3）是否有聚集性发病或与感染者有流行病学关联。

（3）排查结果处理：对于符合流行病学中1条者，应将其安置于单人病房，医学观察14天（若根据临床流行病学、临床和实验室检查等能够明确排除疑似或确诊新型冠状病毒感染，可提前结束医学观察）。如果新生儿在观察期间出现疑似或确诊新型冠状病毒感染症状，应立即按规定流程处理，在具备有效隔离条件和防护条件的定点医院隔离治疗；所在房间的其他新生儿进行医学隔离观察，等待疑似患儿实验室检查结果，如果排除新型冠状病毒感染，解除隔离，如果确诊，则需观察14天；患儿所在房间在彻底消毒处理前禁止收治其他新生儿。

（二）诊断标准

（1）疑似感染病例：在分娩前14天和分娩后28天内感染新型冠状病毒的产妇所生的新生儿，或者新生儿直接暴露于其他有新型冠状病毒感染史的接触者（包括家庭成员、医护人员、探视者），无论有无症状，均应考虑为疑似感染病例。

（2）确诊感染病例：对于疑似病例，若具备以下病原学证据之一可确诊。1）呼吸道标本或血液标本实时荧光RT-PCR检测新型冠状病毒核酸阳性；2）呼吸道标本或血液标本病毒基因测序，结果显示与新型冠状病毒高度同源。

二、防治

（一）基本原则

（1）如患儿有新型冠状病毒患者接触史，且有咳嗽、发热表现，胸部CT检查提示有肺部浸润影像学改变，应进行流感、呼吸道相关病原体、血液培养等相关排查，并进行新型冠状病毒的PCR检测。

（2）如产妇为新型冠状病毒核酸检测阳性者，其所生新生儿需进入新生儿病房隔离、监护，并进行新型冠状病毒核酸检测。

（二）治疗

治疗方面目前尚无有效的抗新型冠状病毒药物，可使用静脉用丙种球蛋白。避免盲目或不恰当使用抗生素。

（1）对于所有疑似或确诊新生儿，应尽早收入新生儿隔离诊治病区进行诊治，实施单间安置和执行接触隔离、飞沫隔离，在进行易产生气溶胶的操作时执行空气隔离。

（2）临床以对症支持治疗为主，维持内环境平衡，尽量避免气道内操作。

（3）对于重症病例，在对症治疗基础上进行有效的器官功能支持。对于以“白肺”为表现的重症急性呼吸窘迫综合征患儿，大剂量肺表面活性物质、一氧化氮吸入、高频振荡通气可能有效。

（4）对于危重症病例，必要时可行持续肾替代治疗与体外膜肺氧合治疗。

三、出院标准

（一）无症状患儿

每隔2天采集鼻咽拭子检测新型冠状病毒核酸，连续2次（至少间隔24小时）检查结果阴性。

（二）上呼吸道感染症状患儿

体温恢复正常3天以上，症状改善，连续2次（至少间隔24小时）采集的鼻咽拭子新型冠状病毒核酸检测结果阴性。

（三）肺炎症状患儿

体温恢复正常3天以上，呼吸道症状好转，肺部影像学显示病灶明显吸收，连续2次（至少间隔24小时）采集的鼻咽拭子和痰液新型冠状病毒核酸检测结果阴性。

第三节　新生儿转运安全管理

一、院内转运

疑似或确诊新型冠状病毒肺炎产妇所分娩新生儿需转运至新生儿隔离留观病区或隔离观察病区。

（一）转运准备

（1）设备准备：转运前准备好新生儿隔离留观病区或隔离观察病区相关设备及物品，建议使用婴儿暖箱（提前预热，转运回新生儿隔离留观病区或隔离观察病区后直接作为床位暖箱使用，避免将新生儿放于开放式辐射台），携带监护及急救设备进行转运。

（2）转运人员准备：成立应急处置小组，由医师和护士组成。转诊疑似产妇所生新生儿时，应急处置小组医护人员执行二级防护措施；转运确诊产妇所生新生儿时，执行三级防护措施。可能接触到的人员如协助转运的工作人员、电梯员等，也应事先做好防护措施。

（3）转运通道设置：转运前需计划好专用通道（如专用电梯等），通道应该尽量独立，避免与其他通道交叉和重叠。

（二）转运实施

医护人员在二级或三级防护条件下使用婴儿暖箱，携带监护及急救设备进行转运。将新生儿置于预热暖箱中，在所携带的监护设备监护下从产房或手术室将新生儿转入新生儿隔离留观病区或隔离观察病区。转运前后做好相关记录，转运途中注意监护和观察。

（三）转运相关感控措施

将新生儿从产房或手术室转入新生儿隔离留观病区或隔离观察病区时，转运途中要做好严密防护。转入新生儿隔离留观病区或隔离观察病区后，专用转运通道应按要求做好消毒处置。使用后的电梯采用2000～5000mg/L的含氯消毒剂擦拭，消毒作用30分钟，同时采用2000mg/L含氯消毒剂对电梯箱内喷雾消毒，密封停运至少1小时后方可启用。相关设备及区域采用2000～5000mg/L的含氯消毒剂擦拭消毒，作用30分钟以上。

二、院际转运

（一）需转运的情况

（1）疑似或确诊新型冠状病毒肺炎产妇分娩的新生儿，若需转入新生儿隔离观察病区，而当前所在医疗机构无此类病区或此类病区床位不足，应及时转诊到具备条件的医疗机构。

（2）疑似或确诊新型冠状病毒肺炎产妇分娩的重症新生儿，若所在医疗机构无新生儿隔离诊治病区或隔离诊治病区床位不足，应尽快转诊到具备新型冠状病毒肺炎新生儿诊治能力的定点医疗机构。

（3）对于疑似或确诊新型冠状病毒肺炎新生儿，若所在医疗机构无新生儿隔离诊治病区或隔离诊治病区床位不足，应尽快转诊到具备新型冠状病毒肺炎新生儿诊治能力的定点医疗机构。

（二）转运相关事项

（1）转运的感控措施：转运调度机构和转运医生应与转出医疗机构医务人员详细沟通，询问拟转运新生儿家庭流行病学史，排查其母亲及其他家属有无疫区生活或逗留史、确诊或疑似新型冠状病毒肺炎患者或疫区来人接触史、确诊或疑似新型冠状病毒肺炎病史，方可转运。根据情况提前准备好新生儿隔离观察病区或新生儿隔离诊治病区床位及相关物品和防护设施。

（2）转运设备及人员的防护：司机和医务人员须穿戴工作服和口罩，车辆和设备定时消毒，不得随车捎带无关人员，不得在人员密集区域逗留。转运过程中仅限1名家属随行。对拟随行家属进行新型冠状病毒肺炎流行病学及病史排查，测量实时体温，完整填写“新型冠状病毒肺炎流行病学史参考问诊表”，无异常者方可同行。

（3）转运实施流程：1）医务人员和司机做好防护准备：洗手或手消毒→戴帽子→戴医用防护口罩、面罩、护目镜→穿工作服→穿隔离衣→戴手套。2）车至医疗机构接新生儿：将新生儿安置在转运暖箱，妥善固定医疗设备和管线。3）转运至接收医疗机构：用转运暖箱将新生儿送至隔离观察病区或隔离诊治病区。4）车辆及设备消毒：车辆开窗通风，车厢及内部物体表面需要用过氧化氢喷雾或含氯消毒剂擦拭消毒。5）医务人员和司机脱摘防护物品：摘手套→洗手或手消毒→脱隔离衣→洗手或手消毒→摘口罩、帽子、面罩、护目镜→洗手或手消毒。6）转运箱用含氯消毒剂擦拭消毒。

第四节　新生儿病房安全管理

一、隔离病区设置

（一）新生儿隔离留观病区

新生儿隔离留观病区用于疑似新型冠状病毒肺炎产妇分娩的一般情况良好的新生儿隔离观察与护理，所有提供产科或新生儿科医护服务的医疗机构均须设置。新生儿隔离留观病区应有专用通道，避免与其他病房交汇，病区布局和管理需要满足单人单间以及实施有效隔离和护理的要求。

（二）新生儿隔离观察病区

新生儿隔离观察病区用于疑似或确诊新型冠状病毒肺炎产妇分娩的新生儿的隔离观察与救治，凡提供新生儿重症监护病房医护服务的医疗机构均须设置。新生儿隔离观察病区应设置在常规新生儿病房以外的区域，配有专用通道，不得与常规新生儿病房交汇。病区内按院内感染防控要求严密分隔办公区、缓冲区和隔离观察区。隔离观察区病房应为单人单间，床位规模应适应感染隔离实际需要，按不低于Ⅱ级B等新生儿病房标准配置医疗设备和医务人员，以保障隔离观察期间对新生儿实施有效的隔离和救治。

（三）新生儿隔离诊治病区

新生儿隔离诊治病区用于收治疑似或确诊新型冠状病毒肺炎产妇分娩的重症新生儿以及疑似或确诊新型冠状病毒肺炎的新生儿，凡提供新生儿重症监护病房医护服务的新型冠状病毒肺炎防控定点医疗机构均须设置。新生儿隔离诊治病区应与常规新生儿病房有严格的分隔，具有独立的空气循环系统，有条件的机构可设置负压病房；须严格区分生活区、办公区、缓冲区、隔离区，按医院传染病感染控制病房要求设置合理通道和流程，所有通道不得与常规新生儿病房直接交汇；床位规模应适应感染防控实际需要，按不低于Ⅲ级A等新生儿监护病房标准配置设施设备、医务人员，各种防护、诊治和管理按相关要求执行。

二、新生儿病房管理

（一）新生儿病房分区收治

（1）新生儿科划定过渡病房、普通病房及隔离病房。患儿入科前根据分诊情况，确定进入何种病房。

（2）疑似及确诊患儿应在隔离治疗区（具备有效隔离条件和防护条件的定点医院）。

（3）疑似病例应单人单间隔离治疗，确诊病例可多人收治在同一病室。疑似病例置于温箱中，不使用开放式辐射台。

（二）医务人员管理

（1）严格执行手卫生，隔离室医务人员要穿隔离衣、戴手套、戴N95级别防护口罩。

（2）尽量将诊疗操作集中，减少接触患儿。

（3）为疑似及确诊患儿实施可能产生气溶胶的操作（如气管插管、无创通气、气管切开、心肺复苏、插管前手动通气和支气管镜检查等）时，采取空气隔离措施、佩戴医用防护口罩，并进行密闭性能检测、做好眼部防护（如戴护目镜或面罩）、穿防液体渗入的长袖隔离衣、戴手套，操作应当在通风良好的房间内进行；房间中人数限制在患儿所需护理和支持的最低数量。

（三）医疗设备管理

（1）使用辅助通气的疑似及确诊患儿加用头罩，头罩内放置负压吸引管，呼吸机出气端连接过滤器并接入负压吸引器，吸痰时使用密闭吸痰管。

（2）用于疑似及确诊患儿的人工通气复苏囊须连接过滤装置。

（3）对疑似及确诊患儿使用的医疗器械加强清洁、消毒处理。

（四）医疗废物处理

（1）对损伤性、药物性、化学性、病理性医疗废物进行分类收集，采用专用医疗废弃物收集袋或锐器盒收集，每袋医疗废弃物称重并在标签上详细填写相关信息，由专人专车运送至医疗废弃物暂存地，再由专业机构收集、统一处理。

（2）疑似及确诊患儿产生的医疗废物采用双层黄色医疗废物袋包装，密封前采用2000mg/L含氯消毒剂喷洒。外表张贴显眼标识，放于专用转运桶内，由专人通过外围通道转运至院内定点存放处，后由医院统计后交于有相关处置资质的机构进行处置。

（五）其他

隔离病区取消入室探视，特殊情况下需经医院统一监测排查后签署告知书方可入室；新生儿隔离期暂停母乳喂养；隔离期间暂缓新生儿疾病筛查与听力筛查，待隔离结束后补筛；预防接种按照乙肝疫苗与卡介苗接种原则进行；新生儿大便按感染性废物处理。

参考文献

[1] 中国医师协会新生儿科医师分会，中国妇幼保健协会新生儿保健专业委员会，中华医学会围产医学分会. 新生儿科2019新型冠状病毒感染防控专家建议［J］. 中华围产医学杂志，2020，23（2）：80-84.

[2] 中国当代儿科杂志编辑委员会围产新生儿新型冠状病毒感染防控管理预案工作组. 围产新生儿新型冠状病毒感染防控管理预案（第一版）［J］. 中国当代儿科杂志，2020，22（2）：87-90.

[3] 国家卫生健康委员会. 新型冠状病毒肺炎诊疗方案（试行第七版）［Z］. 2020.

（张勇）

第六章 突发公共卫生事件期间孕产妇心理管理细则

突发公共卫生事件会给公众心理健康带来不良影响。本章以新型冠状病毒肺炎为例，介绍突发公共卫生事件期间孕产妇心理管理细则。来势汹汹的疫情，对每个人来说都是一种应激事件。现代信息传播飞速，人们每天都会面对大量的信息，这些信息良莠不齐、真假难辨，稍不留意，就会让人深陷其中，引发一系列不同程度的心理应激反应。作为特殊群体的孕产妇，疫情原本就增加了她们对自身和胎儿、新生儿健康的担心，现在又身陷各种信息包围中，如何在预防病毒感染的同时又能远离疫情信息引发的心理困扰呢？这无疑成了备受孕产妇及其家属重点关注的内容。基于孕产妇心理保健相关工作，参考国内外研究成果，我们制订了一些应对策略和指导原则，以供孕产妇及其家属、孕产期保健和心理保健工作人员参考。

第一节 健康孕产妇心理咨询管理

国际疾病分类（international classification of diseases，ICD）中急性应激反应的定义如下：异乎寻常的应激源与症状的出现具有明确的时间关系，常表现为“茫然”状态，如意识范围局限、注意狭窄、不能领会外在刺激、定向错误，随后出现对周围环境进一步退缩或激越性活动过度，也可出现焦虑相关的自主神经功能紊乱症状（心动过速、出汗、面赤），部分患者可能出现混合性临床表现，如抑郁、焦虑、愤怒、绝望、活动过度、退缩等。急性应激反应常在应激性环境消除时，症状迅速缓解。

一、疫情防控期间孕产妇可能出现的心理问题

（一）因疫情信息而累

每天不停地浏览、转发最新疫情信息，短时间内高强度地接触大量与疫情相关的负面信息，会使有些孕产妇不知不觉地被影响，自身心理资源也可能很快被耗光，从而感到内存不足、自我效能感降低。

（二）因疫情信息而怒

浏览疫情信息时，往往会看到一些真假难辨、但却容易使人义愤填膺的消息，或者看到与自己价值观不符的评论，此时孕产妇就可能瞬间启动投射机制，由此触发内心积累的愤怒情绪。

（三）因疫情信息而虑

看多了疫情信息，孕产妇就会不由自主地将身体的各种不适与新型冠状病毒感染的肺炎联系起来，害怕自己染病，还会特别担心疫情对胎儿、新生儿造成不利影响。

（四）因疫情信息而慌

在大量的疫情相关信息影响下，许多孕产妇不敢出门、更不敢去医院，因此，孕妇对即将到来的孕期常规检查有些不知所措、顾虑重重，甚至产生恐慌，有的预产期临近的孕妇更会担心分娩不能顺利进行。诸多“惶惑”交织在一起，更容易让她们惊慌失措，甚至出现一些非理性的行为。

（五）因疫情信息而郁

特别悲情的信息、不断攀升的确诊人数与疑似病例数以及升级的防控措施，都会对孕产妇造成冲击，慢慢地有些人会感觉支撑不住，每天感到十分疲惫、萎靡不振，很难集中注意力去思考和判断，变得郁郁寡欢，甚至经常悲伤落泪，产生无助和无望感。

二、疫情防控期间孕产妇心理问题处理方法

（一）孕产妇自我检测

首先，孕产妇可以通过自我检测的方法，初步筛查自己是否患有焦虑和抑郁。孕产妇可以通过以下两个量表为自己评分，根据总分及评分说明，按照相应的建议理性选择处理方法。

1.焦虑自评量表（SAS）

问题	没有或很少时间	少部分时间	相当多时间	绝大部分或全部时间
1. 我觉得比平常容易紧张和着急	□	□	□	□
2. 我无缘无故地感到害怕	□	□	□	□
3. 我容易心里烦乱或觉得惊恐	□	□	□	□
4. 我觉得我可能将要发疯	□	□	□	□
*5. 我觉得一切都很好，也不会发生什么不幸	□	□	□	□
6. 我手脚发抖、打颤	□	□	□	□
7. 我因为头痛、头颈痛和背痛而苦恼	□	□	□	□
8. 我感觉容易衰弱和疲乏	□	□	□	□
*9. 我觉得心平气和，并且容易安静坐着	□	□	□	□
10. 我觉得心跳得很快	□	□	□	□
11. 我因为一阵阵头晕而苦恼	□	□	□	□
12. 我有晕倒发作，或觉得要晕倒似的	□	□	□	□
*13. 我吸气、呼气都感到很容易	□	□	□	□
14. 我的手脚麻木和刺痛	□	□	□	□
15. 我因为胃痛和消化不良而苦恼	□	□	□	□
16. 我常常要小便	□	□	□	□
*17. 我的手是干燥、温暖的	□	□	□	□
18. 我脸红发热	□	□	□	□
*19. 我容易入睡，并且一夜睡得很好	□	□	□	□
20. 我做噩梦	□	□	□	□

*为反向评分　　　总粗分□□　　　标准分□□

仔细阅读每一个问题，并根据最近1周的实际情况在所列的答案中选择一个最适合的选项。

评分说明及建议：

（1）本量表采用4级评分，主要评估症状出现的频度，其标准为："1分"表示没有或很少时间有；"2分"表示少部分时间有；"3分"表示相当多时间有；"4分"表示绝大部分或全部时间有。

20个条目中有15个是用负性词陈述的，按上述1分～4分顺序评分；其余5个（第5、9、13、17、19项）是用正性词陈述的，按4分～1分顺序反向计分。

（2）分析指标。主要统计指标为总粗分，将20个项目的得分相加，即得总粗分；用总粗分乘以1.25以后取整数部分，就得到标准分。

（3）评判标准与建议。结果的分界值为50分，50分以下为正常；50～59分表示可能有轻度焦虑，建议拨打心理热线或进行线上心理咨询；60～69分表示可能有中度焦虑，建议拨打心理热线或进行线上精神专科咨询；69分以上表示可能有重度焦虑，一定要面诊精神科医生。

2.PHQ-9抑郁症筛查量表

在过去的两周里，您生活中以下症状出现的频率有多少？

序号	问题	没有（0分）	有几天（1分）	一半以上时间（2分）	几乎每天（3分）
1	做事时提不起劲或没兴趣				
2	感到心情低落、沮丧或绝望				
3	入睡困难、睡不安稳或睡眠过多				
4	感觉疲倦或没有活力				
5	食欲不振或吃太多				
6	觉得自己很糟，或觉得自己很失败，或让自己或家人失望				
7	对事物专注有困难，例如阅读报纸或看电视时不能集中注意力				
8	动作或说话速度缓慢到别人已经觉察，或正好相反，烦躁或坐立不安、动来动去的情况更胜于平常				
9	有不如死掉或用某种方式伤害自己的念头				

结果评价方法如下：

（1）总分。

0～4分：没有抑郁（注意自我保健）；

5～9分：可能有轻微抑郁（建议拨打心理热线或进行线上心理咨询）；

10～14分：可能有中度抑郁（建议拨打心理热线或进行线上精神专科咨询）；

15～19分：可能有中重度抑郁（建议面诊精神科医生）；

20～27分：可能有重度抑郁（一定要看精神科医生）。

（2）核心项目分。

第1、4、9项中，任何一项得分>1分，都需要特别关注。第1、4项代表着抑郁的核心症状，第9项代表自伤倾向。

（二）孕产妇自我调节

（1）控制“传染源”——减少信息摄入。只看官方媒体关于新型冠状病毒肺炎疫情的报道，主动屏蔽其他非官方渠道信息。要相信政府公开的信息，对疫情防控保持足够信心，不信谣、不传谣，不让自己成为部分“有心人”的帮凶。

（2）切断“传播途径”——适当放下手机。如今手机已成为个人信息获取的主要媒介，但过分依赖手机就会不可避免地受到负面信息的影响。孕产妇要适当放下手机，多关注和觉察自己内心积极、阳光的部分，活在当下；多与家人、朋友交流，相互鼓励、沟通感情，加强心理上的相互支持。孕产妇不妨每天为自己设定浏览信息的时间限制，将更多的注意力转移到自己感兴趣的积极、有益的事情上。

（3）保护“易感人群”——提高孕产妇心理免疫力。

（4）拨打心理热线：孕产妇是特殊人群，在特殊时期，需要特殊的专业帮助，所以建议有需要的孕产妇拨打当地的心理热线，以获得专业的帮助与指导。

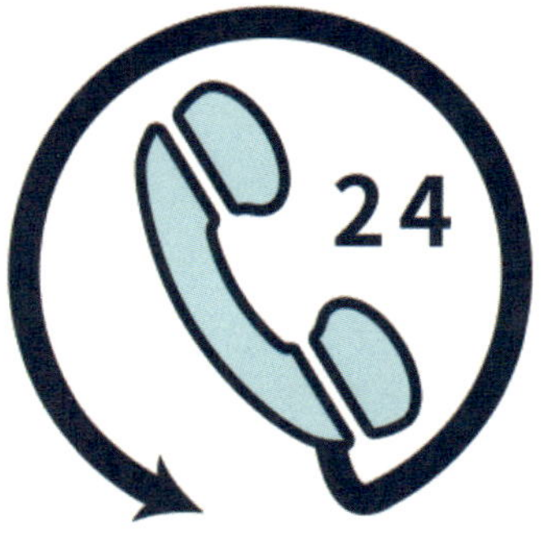

（5）适当宣泄情绪。孕产妇可以采用合适的方式宣泄不良情绪，无论是追求事业，还是发展兴趣爱好（如琴棋书画、说学逗唱），或者建立良好的习惯（时间观念、目标规划等）。可以采用完全接纳的方法化解已产生的不良情绪，把负性情绪转化成积极的心理资源。

（6）有效放松身体。通过全身肌肉交替紧张和放松，让身体得到放松。孕产妇可以依次对手部、上肢、头部、下肢、双脚进行先紧张后放松的练习，最后达到全身放松的目的，学会保持松弛的感觉。可以通过网络搜索“渐进性放松法”或“身体扫描法”，并依照具体方法进行训练。

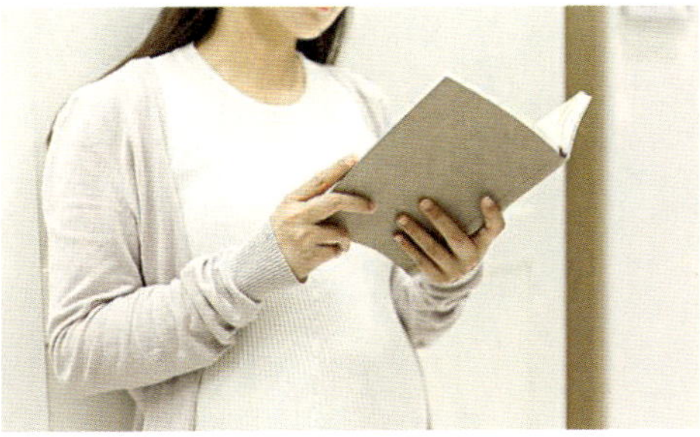

（7）认真学习知识。疫情防控期间，孕产妇可以利用充分的时间学习孕产期的保健知识，比如了解自我健康监测的方法、居家监测胎儿宫内情况（胎动）的方法等，学习孕期、围生期等阶段的保健知识。

（8）进行积极的自我暗示。深呼吸，每吸一口气，都跟自己说“我有适应能力”；每呼一口气，告诉自己，“我越来越好”，也可以自行编写喜欢的暗示语。

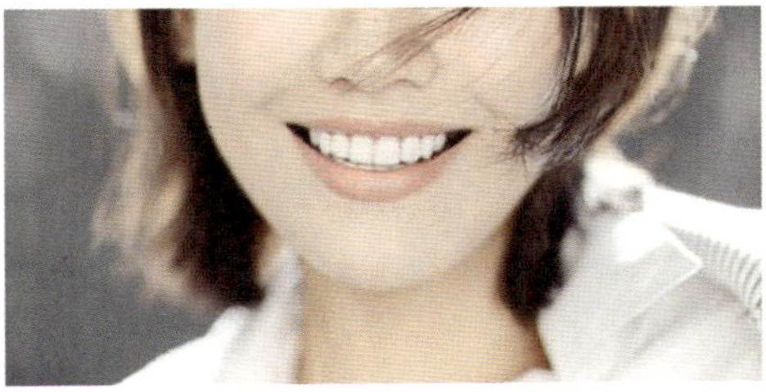

（9）掌握笑的本领。“笑一笑十年少”，笑是缓解压力和抑郁最直接、最有效的办法，而且经济实惠、简单易行，还能提高免疫力。可以是被动发笑，比如由常看的一些轻喜剧、小笑话、名桥段等引发的笑，或者是由大众即兴创作引发的笑。孕产妇还可以主动发笑，没事就笑，对着镜子练习笑。

第二节 患病孕产妇心理咨询管理

一、确诊患者的心理特征

（一）隔离治疗初期患者

面对全副武装的工作人员、陌生的环境、未知的结果，有些被迫隔离治疗的孕产妇一度震惊、不知所措，甚至麻木、表情茫然、反应迟钝、注意力难以集中，整个人呆呆的；有些患者则极力否认；有些患者出现愤怒、抱怨，甚至会把怒气无端地发到医护人员和家人身上，他们不但不配合治疗，甚至还会出现冲动毁物的行为；有些患者表现为明显的焦虑不安，有对病毒的惧怕、对胎儿的担心、对治疗结果的担心，也有对死亡的恐惧；有些患者处于悲伤、抑郁之中，她们对治疗采取消极态度，整夜难以入眠。

（二）隔离治疗期患者

治疗期病情的波动会极大地影响患者的心理，使她们变得敏感，有些人听到医务人员低声谈话，便可能怀疑自己病情加重、医生在隐瞒病情，进而沉浸在恐惧中，也可能出现各种猜疑，变得不信任医护人员，不配合治疗，甚至可能因感到治愈无望而放弃治疗；也有些人病情稍有缓解便盲目乐观，病情稍有恶化又难以承受。

（三）发生呼吸窘迫、极度不安、表达困难的患者

重症患者，特别是因呼吸窘迫、气管切开而难以表达的患者，有些会出现焦虑、紧张，而焦虑又会加重呼吸困难，甚至导致濒死感等症状，从而陷入恶性循环。除此之外，身体的痛苦、目睹病友的离去也容易使这些患者陷入悲伤、绝望之中。

二、确诊患者的常见心理或精神问题

（一）认知改变

轻度应激可以使人注意力、记忆力、思维力增强，以使人适应和应对外界环境变化，这是积极的心理应激反应。但强烈的应激却会使人出现意识朦胧，意识范围缩小，注意力受损，记忆力、思维力、想象力减退等负面的心理应激反应。常见的负面心理应激反应有偏执，出现灾难化、强迫思维，此外，还有绝对化思维（非黑即白）、选择性关注消极信息、敏感多疑、选择性遗忘等。

（二）行为变化

伴随心理应激反应，人们的外在行为也会发生变化，这是机体为了缓冲应

激带来的影响，摆脱身心紧张状态而采取的应对行为，包括：逃避与回避、退化与依赖、敌对与攻击行为、无助与自怜。

（三）躯体症状变化

在原有症状的基础上可能出现更多的症状或原有症状加重，如恶心、呕吐、尿频、失眠、厌食等。

以上都是患病之后可能会出现的比较常见的反应，如果持续出现，就会影响到疾病的治疗与康复，所以当出现上述情况时，要及时寻求专业人员的帮助。

三、确诊患者的心理自助与疏导

需要心理干预的确诊患者主要包括隔离治疗初期患者、隔离治疗期患者、居家隔离的轻症患者，发生呼吸窘迫、极度不安、表达困难的患者。建议前三类患者积极开展自助心理干预，促进身心康复，症状严重（发生呼吸窘迫、极度不安、表达困难）的患者应当由专业精神心理医生提供辅助心理干预。

（一）心理健康状况的自助监测

监测和识别自己当下的心理状况是开展自助心理干预的基础。如果孕产妇能够主动且有效地监测和识别自己在何时、何种情境下有何种情绪反应，就能增强对自身心理状况的掌控能力。由于每个人的个性、经历、健康知识素养，以及病情的严重程度、所处的病程阶段不同，患者对自己心理状况进行觉察、表达的能力也不尽相同，因此，我们建议孕产妇根据自身的情况调整，监测和识别有无心理方面的问题。具体的自助监测方法建议如下：

（1）心理监测的内容。在早、中、晚三个时间点，分别利用1～5分钟的时间，完成对情绪反应的心理监测。

（2）心理监测的频率。根据病情严重程度确定心理监测的频率和时间，应避免抱有过高的期望来进行监测，因为如果无法完成目标，反而会带来挫败、抑郁、担忧等情绪。即使每周只监测1天，也有助于更好地了解自身心理健康状况。建议隔离治疗期患者每周监测3～5天。

（3）心理健康状况的识别与评估。在《心理健康状况自助监测表（患者版）》中找到自己能够监测到的具体情绪，如果出现表中并未涉及的情绪，也可以自行添加；和医生、同病房的患者、亲友等交流，有助于更加准确地识别情绪。从0分到100分对自己的情绪反应进行主观评分，0分表示没有或者很轻微，100分表示非常严重，已经是自己认为最严重的情况。评分没有对错之分，根据自己的主观感受进行评分即可，每个人的评分结果可能并不相同，这都是正常的。

心理健康状况自助监测表（患者版）	
时间	情绪（0～100分）
▲8:00 ▲12:00 ▲20:00	√ 焦虑 75分 √ 抑郁 54分 √ 愤怒 22分 √ 恐惧 85分 √ 孤独 20分 √ 羞耻 20分 √ 自杀 5分 ……

（二）心理健康状况的自助应对

（1）正视疫情信息。理性、客观地认识疫情信息，可以帮助孕产妇稳定自己的情绪状态，避免因片面、不实的疫情信息引起情绪的波动。

1）回顾自己近1天内接触到的疫情信息，是否关注到新型冠状病毒感染的肺炎患者的危重症病例比例、死亡率、治愈率，死亡或危重症病例的躯体状况，治愈患者的躯体状况。

2）回顾自己近1天内接触到的疫情信息，是否关注到新型冠状病毒肺炎的具体危害，对夸大风险、渲染威胁的信息保持一定的质疑，将接收到的信息与官方媒体和医生宣传的信息进行对比。

（2）适度活动、宣泄情绪。尽管生活的空间受到了限制，但孕产妇仍然需要通过安排一些活动来获得对生活的掌控和愉悦的感受。当悲伤、低落时，或者因为恐慌而时刻关注疫情的发展和自己病情的变化时，就需要通过安排更加丰富的活动来防止情绪的进一步恶化。

1）回顾自己近期的日常生活，是否存在活动较少的情况，比如每天卧床时间多于8小时（特殊的医疗要求除外）、活动次数少于3次、长时间看手机等，如果活动时间较少，就可以安排一些活动，比如每天走2000步、打太极拳或八段锦、完成三项家务、读书、听音乐等。

2）如果觉察到自己的情绪变化，就需要寻找合适的途径宣泄情绪，允许自己表达脆弱。可以每天用5～10分钟，将当下脑子里的想法和感受写下来；通过语音电话或视频电话向家人、朋友倾诉；听喜欢的音乐、画画等。如果感到难过、悲伤、绝望，要允许自己通过哭泣的方式来抚慰心灵。

（3）营造安全感。尽管存在很多未知的风险，但是通过积极关注，可以帮助自己重建安全感，可以更有力量地面对与疾病的这场“战斗”，缓解疾病带给自己的心理压力。

第一步：当你被隔离在家或者住院的时候，可以尝试观察和关注所处环境中能够带给你安全感的信息，比如：严格防控的住院环境、积极响应的医护人员、自己实施的防护措施、国家和社会对抗击疫情的物质支持、症状的部分改善、心理压力的减轻等。

第二步：重复告知自己这些已经找到的客观存在的安全信息，不断地自我暗示以减少灾难化、绝对化的消极认知。

第三步：注意体会自己完成前面两个步骤的时候自己体会到的安全感的变化，这种变化可能是很轻微的，也可能是强烈的。

（4）保持放松。孕产妇可以通过一些简单的方式使自己保持平静，例如深呼吸等。正念冥想被证实可以提高人的免疫力，促进康复。手机里可下载关于冥想的APP，每天花时间练习，缓解压力，改善情绪。

具体的步骤如下：

第一步：合上双眼，用一个舒服的姿势平躺或者坐着，轻轻闭上嘴，用鼻子缓缓吸气，心里默念“吸”。吸气的时候不要让胸部感到过度的扩张和压力。

第二步：用鼻子缓缓地呼气，心里默念“呼”。呼气的过程不宜过快。

第三步：尝试将注意力放在自己的呼吸上面，感受气流与鼻腔之间摩擦的感觉、鼻腔内温度的变化。

第四步：重复前三步，保持5～15分钟。如果这个过程中注意力无法一直集中在呼吸上，这是很正常的，不必因此勉强或自责。

（5）接纳心理反应。人们对于突如其来的未知会感到焦虑、恐惧、愤怒、无助等，甚至有的人会出现心慌、头昏、胸闷、出汗、颤抖等生理反应，这些都是人们面对重大危急事件时的正常心理和生理反应。当你开始尝试监测和识别自己心理反应的时候，要尝试着接纳自己的心理、生理反应，允许这些反应的出现，而不是否认和排斥。接纳当下发生的一切，积极的改变自然就会发生。如果急于摆脱自己的焦虑，比如要求医生重新检查、反复上网查阅资料、反复地洗手和清洁，甚至酗酒或者抽烟，虽然这些做法可能让我们感受到暂时的“安定”，但实际上无助于改善自己焦虑的情绪，反而容易形成“依赖”。孕产妇出现焦虑情绪的时候，可以选择耐受这种焦虑，并等待其自然平复，当反复耐受焦虑之后，同样的情境诱发的焦虑水平就会减轻。此外，也可以选择采用放松技术来缓解焦虑。

（6）加强人际联系、激发内在力量。虽然接受治疗时，被隔离在有限的空间内，但是精神上要和外界保持连接。

1）回顾自己近期与亲友的联系频率，是否少于每天1次。建议每天至少与家人或朋友保持1次联系，从他们那里获取支持，汲取温暖和力量，增强战胜疾病的信心，即使是5分钟的问候，也有支持的作用。

2）回想自己以往是否遇到过类似的困境或挑战，思考当时是如何成功应对的，是否有一些策略可以应用到现在，调动内在资源，增进积极情绪，提升心理弹性。

（三）心理干预

孕产妇如果监测到自己的心理状况持续恶化，如有严重的失眠、焦虑、抑郁等，而且无法通过自我调适得到缓解和改善，应尽快向专业的精神科医生或心理治疗师寻求帮助。对于经过专业心理评估后需要转诊者，应及时进行精神科干预，必要时使用精神科药物治疗。

● 参考文献

[1] 马良坤，段艳平，郑睿敏，等.新型冠状病毒肺炎疫情防控期间孕产妇心理调整专家建议[J/OL].协和医学杂志，2020. http://kns.cnki.net/kcms/detail/11.5882.r.20200219.0953.002.html.

[2] 中华预防医学会心身健康学组，中国妇幼保健协会妇女心理保健技术学组. 孕产妇心理健康管理专家共识（2019）［J］. 中国妇幼健康研究，2019，30（7）：781-786.

（王扬　周羽　张玉瑾）

第七章 突发公共卫生事件期间孕产妇辖区管理细则

本章以新型冠状病毒肺炎为例介绍突发公共卫生事件期间孕产妇辖区管理细则。卫生健康行政部门和医疗卫生机构在做好新型冠状病毒肺炎防控的同时应加强对孕产妇和新生儿的管理，保障母婴安全。基层医疗卫生机构要充分发挥在新型冠状病毒肺炎疫情防控中的网底作用，全面掌握辖区内的孕产妇信息，做好健康管理。加强与疾病控制部门的合作，会同村（居）委会实施群防群治、联防联控。按照“追踪到人、登记在册、社区管理、上门观察、规范运转、异常就医”的原则，将来自疫情传播地区、外地返回居住地的孕产妇作为重点人群，加强发热和症状监测，进行有效的管理。

第一节 开展健康教育

各级医疗卫生机构对院内建档的孕产妇，乡（镇）卫生院和社区卫生服务中心对辖区内的孕产妇及其家属要进行新型冠状病毒肺炎防治知识的健康教育，广泛普及疫情防控知识，指导孕产妇进行居家防护和自我监测。

一、发挥互联网优势

各地要开展多种形式的健康教育，充分发挥信息化技术和新媒体的作用，借助“互联网+医疗健康”优势，对孕产妇开展疫情防控健康教育和科普宣传。医疗卫生机构要利用短信、微信、微博、视频等新媒体，通过开设“孕产妇保健网上问诊”“新生儿保健网上问诊”“发热门诊”等服务板块，进行在线咨询和指导。开展与孕产妇相关的早教、亲子活动和保健服务的社会机构，鼓励多以互联网形式提供服务。

二、提供针对性指导

对孕产妇及其家属、其他新生儿照护者开展疫情防控的健康教育，增强其防控意识，提高其防护能力。指导孕产妇及其家属了解疫情期间产检、居家防护、自我监测、营养支持、心理调适、外出就医及产后复查等事项的要点，指导新生儿照护者了解新生儿居家防护、家庭护理、疫苗接种及喂养等事项的要点。

三、提供热线咨询

各卫生健康行政部门应在辖区内各级妇幼保健机构设置24小时值守电话并向社会公布，主动做好新型冠状病毒肺炎流行期间孕产妇孕产期保健、产检就医、肺炎防控等热线咨询工作，提供科学规范的健康管理服务，引导孕产妇合理就诊。

第二节　加强联防联控

强化各相关部门、家庭及个人对孕产妇的疫情防控责任，细化孕产妇的宣传教育、家庭关爱、职业防护、疾病防控和医疗救治等职能。

宣传、广电、卫生健康等部门要充分发挥服务阵地和专家优势，利用微信公众号、短信、专家微博、网上孕妇学校、电话咨询热线等途径，加强对孕产妇及其家属、其他新生儿照护者的疫情防控健康教育，及时发布健康提示和就医指南。

妇女联合会、总工会、红十字会、卫生健康等部门要加强家庭关爱，为居家休养的孕产妇排忧解难，提供生活帮助和医疗指导，对有心理干预服务需求的孕产妇提供心理援助服务，指导有生育意愿的夫妇科学备孕。

机关、企事业单位在疫情防控期间要对处于孕期、哺乳期等特殊时期的妇女灵活安排工作，鼓励采取居家办公、远程办公、调休等方式，加强对她们的关爱和保护。

社区、用工单位、医疗卫生机构要建立健全孕产妇的协同管理机制。社区和用工单位要将摸排中发现的有流行病学史或发热情况的孕产妇信息主动共享给所在辖区的乡（镇）卫生院或社区卫生服务中心。

第三节　落实分类管理

一、前移关口，严格排查

各助产机构要结合政府关于社区疫情防控要求，对日常评估为橙色及以上纳入高危管理的孕产妇主动跟踪随访，排查是否有流行病学史或发热、咳嗽等临床症状。

对排查无异常的孕产妇，要加强教育引导，使其合理安排产检等事宜；对排查后纳入隔离观察、确定为疑似或确诊病例的孕产妇要立即上报所在辖区妇幼保健机构，并对其进行重点管理。

二、建立健全管理台账

各级妇幼保健机构要结合辖区孕产妇保健管理，加强对辖区内助产机构和乡（镇）卫生院、社区卫生服务中心等的信息收集和情况摸排，全面掌握辖区内孕产妇情况。各级卫生健康行政部门要督促、指导妇幼保健机构建立本地隔离、疑似或确诊孕产妇和新生儿台账，安排专人加强跟踪管理和转诊协调。

按照属地化管理原则及时组织辖区内相关专家对台账内人群进行风险评估，必要时要请上级专家进行会诊指导。结合孕产妇妊娠风险分级、流行病学史、临床症状、辅助检查等情况，对高危、有医学指征需要终止妊娠或有助产需求的孕产妇进行分类管理，加强信息追踪和收集。

三、加强隔离医学观察孕产妇的管理

对尚在隔离医学观察期间的孕产妇，由乡（镇）卫生院或社区卫生服务中心进行电话随访，指导其做好自我隔离和观察。发现有发热、咳嗽及其他异常情况者，应立即报告县（区、市）疾病预防控制中心和妇幼保健机构，县（区、市）妇幼保健机构立即报告县（区、市）卫生健康行政部门。

县（区、市）卫生健康行政部门根据隔离医学观察的孕产妇的具体情况、定点医疗机构及防控转运要求，确定接诊医疗机构，安排转运隔离医学观察的孕产妇。医疗机构的产科等相关科室要按要求提供相关诊疗服务。

四、对疑似或确诊孕产妇实行高危孕产妇管理

卫生健康行政部门要按照属地化管理原则，组织疾病预防控制机构、助产机构和妇幼保健机构共同做好疑似或确诊新型冠状病毒肺炎孕产妇的专案管理，落实“一人一册一案”管理要求，可参照相关要求，对疑似或确诊新型冠状病毒肺炎的孕产妇进行高危管理。

妊娠风险等级分为“绿色”“黄色”“橙色”“红色”和“紫色”5级。二级以上医疗保健机构承担高危孕产妇专案管理职责，对所有妊娠风险分级为“橙色”“红色”和“紫色”的高危孕产妇进行专案管理，安排具备相应技术能力的医生负责高危孕产妇的诊治及保健管理服务，做好高危妊娠管理登记和信息报送，尽早与上级危重孕产妇救治中心对接，共同制订管理方案、诊疗方案和应急预案。县级妇幼保健机构要及时收集、整理高危孕产妇个案信息，并反馈至乡（镇）卫生院和社区卫生服务中心，做好随访工作，并督促高危孕产妇遵医嘱就诊。

各级妇幼保健机构要做好流动高危孕产妇信息的沟通和共享，协同做好流动高危孕产妇的管理。市级卫生健康行政部门要做好辖区内助产机构服务能力的调查和评估，制订不同疾病、不同风险级别的高危孕产妇转诊流程，并组织各级危重症孕产妇急救专家，开展高危孕产妇的会诊及救治。

对疑似新型冠状病毒肺炎的孕产妇，参照橙色风险等级孕产妇管理的要求进行管理；如有其他产科并发症，风险评估为红色的，按照红色风险等级进行管理。对确诊新型冠状病毒肺炎的孕产妇，妊娠风险均应评估为红色或紫色，并按要求进行专案管理，建立救治管理档案，每日记录治疗及管理情况。市、

县级妇幼保健机构应对疑似或确诊新型冠状病毒肺炎的孕产妇及其所生新生儿进行每日记录和上报《高危孕产妇追踪管理个案表》（模板见本章附件1）。

五、建立信息报告机制

医疗机构若发现疑似或确诊新型冠状病毒肺炎的孕产妇，按照新型冠状病毒肺炎疫情防控流程报告的同时，要将有关信息报送至县（区、市）妇幼保健机构，县（区、市）妇幼保健机构立即报同级卫生健康行政部门和市（州）母婴安全管理办公室，市（州）母婴安全管理办公室立即报省母婴安全管理办公室。

县（区、市）妇幼保健机构每日向市（州）妇幼保健机构、市（州）妇幼保健机构每周向省妇幼保健机构报送隔离医学观察孕产妇的台账及管理情况。

对于疑似或确诊新型冠状病毒肺炎的孕产妇信息实行每日零报告制度。各市（州）妇幼保健机构每日向省妇幼保健机构报告辖区内疑似或确诊新型冠状病毒感染的孕产妇信息。市（州）妇幼保健机构牵头落实疑似或确诊新型冠状病毒肺炎孕产妇的专案管理，每日追踪病情进展及救治情况，填写《高危孕产妇追踪管理个案表》，并上报省妇幼保健机构。

第四节 加强医疗机构救治能力

一、确定定点医疗机构

市（州）卫生健康行政部门对辖区内新型冠状病毒肺炎防控定点医疗机构的产科、新生儿科要进行摸底，遴选和指定综合救治能力较强的，具备隔离和产科、新生儿科救治条件的医疗机构作为疑似或确诊孕产妇产检和住院分娩的定点医院，优先保障疑似和确诊孕产妇的收治。及时向社会公布孕产妇定点医院的名单，并向省卫生健康行政部门报备。对其他助产机构相关的隔离防护情况进行摸底，建立辖区内新型冠状病毒肺炎疫情防控期间助产机构一览表和相关救治应急预案。

发现疑似或确诊新型冠状病毒感染的孕产妇，市级卫生健康行政部门要组织人员进行孕产妇病情综合评估，将孕产妇转诊至具备产科和新生儿科救治条件的定点医疗机构，尽量避免二次转诊。

对于临近预产期、有妊娠并发症需要住院的隔离医学观察孕产妇，应综合孕妇和宫内胎儿的情况，提前安排好具备产科、新生儿科隔离和救治条件的助产机构作为分娩机构。

二、强化院内感染防控

各级助产机构要根据医院条件，建立隔离手术室。

根据医院条件，助产机构要为产科门诊及病房尽可能创造独立进出的通道，落实产房、产科、母婴同室的院内感染防控要求。

严格落实预检、分诊制度。指导孕产妇分时段就诊，必要时可适当调整产检时间。产科病房严格控制陪护人数，减少探视。新生儿科原则上取消新生儿病房探视，有条件的医疗机构可建立远程视频探视系统。

三、提供专业指导

各市（州）卫生健康委要组建由当地最强产科、新生儿科、呼吸内科、传染科、感染科等学科专家参与的孕产妇和新生儿救治专家组。专家组根据患者个案确定针对性管理策略（模板见本章附件2）和工作方案，并适时调整；制订孕产妇和新生儿安全管理技术方案，指导并参与疑似或确诊新型冠状病毒肺炎的孕产妇和新生儿病例的会诊与救治，指导分娩机构进行院内感染防控。

产科医师主要负责孕产期专科情况的照护，如孕期产检、会诊、出现产科干预指征时的产科处理，以及出现危重症时参与救治；当孕产妇无妇产科干预指征时，治疗由重症医学科、呼吸科等内科专业医师主导，产科医师协助救治。

省、市、县三级危重孕产妇和新生儿救治中心要充分发挥孕产妇和新生儿危重救治的专家支撑作用，为孕产妇和新生儿救治提供技术支持和保障。

四、加强人员培训

各级妇幼保健机构、基层医疗卫生机构等相关医疗机构要对医务人员全面开展关于新型冠状病毒肺炎病例的发现与报告、医疗救治、院内感染防控、密切接触管理、个人防护等内容的培训，提高防控和诊疗能力。对门诊、急诊、检验科等重点岗位医务人员要开展培训效果考核评估，确保医务人员掌握相关知识与技能。

五、应急处置突发情况

各级助产机构在疫情防控期间，原则上应预留一间隔离产房或产科手术室，常备应急接产包、手术器械、药品及必要的防护设备，用于收治在此前从未纳入孕期管理，因时间紧急不能排除疑似或确诊新型冠状病毒肺炎，且到达助产机构时已发动分娩的孕妇。

助产机构遇到突发情况时，应立即电话报告当地卫生健康行政部门，进行充分评估后，按照疫情防控期间孕产妇接诊应急方案，合理选择分娩方式。

分娩时要严格按照防护要求进行助产和处置，分娩后要按照规定对产妇和新生儿开展治疗、防护、隔离和进一步确诊，并上报所在辖区妇幼保健机构。

第五节　产后访视及随访

一、产后访视

按照相关要求，暂停面对面新生儿访视，但应进行电话或视频访视，了解新生儿出生、喂养、大便、脐带脱落、黄疸等情况，若发现异常，指导产妇及时就医。

在进行产妇产后访视前应征得产妇及其家属同意。妊娠风险评估为绿色且产时无高危者、产妇或其家属拒绝入户访视者，可进行电话或视频访视，访视时要了解产妇及新生儿情况，做好健康宣教工作，并如实做好有关记录。如发现异常情况，指导产妇及时就诊。

乡（镇）卫生院或社区卫生服务中心妇幼保健人员进行入户访视时，须按照有关要求，做好医护人员防护。按要求配备口罩、手套、免洗手消毒液。使用的相关物品应进行消毒处理，严格执行《医务人员手卫生规范》相关要求。

二、出院后随访

定点医院要做好与确诊新型冠状病毒肺炎的孕产妇和新生儿所在辖区的妇幼保健机构或基层医疗机构之间的联系，共享病历资料，及时将出院相关信息提供给孕产妇及新生儿所在辖区的基层医疗机构，并指导基层医疗机构加强随访管理。若发现异常，指导产妇及时就医。

孕产妇出院后，因恢复期机体免疫功能低下，有感染其他病原体的风险，建议继续进行为期14天的自我健康状况监测。自我健康状况监测期间应佩戴口罩，有条件者居住在通风良好的单人房间，减少与家人的密切接触，分餐饮食，做好手卫生，避免外出活动。已分娩的，应暂缓母婴喂养。

建议在出院后第2周、第4周到医院随访、复诊。

附件1

高危孕产妇追踪管理个案表（参考模板）

姓名：	年龄：	岁	末次月经：	年	月	日	预产期：	年	月	日
孕产次：	首诊单位：						高危标识：	色		
保健管理单位：					高危因素：					
户籍地址：										
居住地址：										
本人电话：										
丈夫电话：										
追 访 人										

填报单位：　　　　　　　　　　　　填报时间：　　年　　月　　日

附件2

疑似、确诊新型冠状病毒肺炎孕产妇及新生儿个案管理策略

一、基本情况	
姓名：　　　　年龄：　　　岁	
身份证号：	家庭住址：
家庭联系人：	联系电话：
二、孕产期情况（或新生儿出生情况）	
三、新型冠状病毒肺炎有关症状、检查及诊断情况	
四、相关机构管理职责及分工 （包括：相关医疗卫生机构职责、分工、负责人、沟通机制等）	
五、主要诊治方案及管理措施 （包括：孕产妇及新生儿诊治、隔离方案、管理措施等）	

市（州）卫健委

年　　月　　日

（赵梓玲　帅志容　李彦霖　蒋莉华）